碧[illegible][illegible]

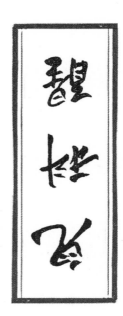

序

且言之無關於民生。不足以傳於後世。與無補於當時者。雖言如弗言也。是故役神敝精，立言著書，而無所用於天下者。君子不爲焉。醫之爲道也。聖人所以前民用而傳後世者也。夫豈小道云爾哉。粤自黄帝三代而下。賢哲吐辭爲經，烺烺炳炳。其泐爲成書也，已彰彰矣。而吾徒尚何言哉。尚何言哉。雖然，言今之醫，而吾心戚矣。言今之兒醫，而吾心益大戚矣。何則。人有所欲喻於當世者，而當世先有所執持，而莫能明，有所欲白於斯人者。而斯人亦有所膠固而不能解。則予愈不得不憬然而心惻矣。嗟乎嗟乎。古今來因陋就簡。錮蔽沈溺與夫抱憤懣而不能明就危亡而不知悟。若是者豈少哉。予弟子芝巘受予意爲兒科書蓋憫童稚之無辜。而挽當時之陋習也。其言綜前賢之奧旨發金匱之英華別徑分門。瞭若觀火。精純泮渙法簡而該此誠可以大補當時傳後世以衛民生者矣。夫豈役神敝精而無所用於天下哉。且夫人之惑溺而莫能破其懵昧者。誠以成書龐雜。靡所適從簡陋苟安。訛傳沿習衢談巷說。比比而然。苟得乎婦人女子之情。通乎閭閻閨闥之見。則其所挾持而噪爲良醫者。正其惑溺於己而厚誣於人者也。悲夫。晚近之人。師心立說。妄意著書。蔑古成法。爭鳴新奇。揆之於古人折臂折肱之義。不已大謬。不然乎。無怪乎惑溺者而終莫之破已。吾于是益不禁怦然。心動矣。苟以局中之見。參一局外之觀。則以己之赤子。爲人之赤子。以己之輕意肆志。爲人之輕意肆志。則固未有不涕泣而嫚罵者。則吾知是編之出。必有始則戚然悲慨然嘆者。而繼則可知其驩然喜翻然笑也。吾安得默默而不言乎。是可見信于天下。是可大白于天下。華陽山人序。

凡例

一幼科古稱啞科，以其言語不通，病情難測，故諺云：寧治十男子，不治一婦人；寧治十婦人，不治一小兒。蓋甚言其難也。如此，然果能扼其要領，則亦何難之有。是書所列，雖似限於篇幅，然深得提綱之妙，讀者幸毋忽焉。

一小兒醫自仲陽而下，代不乏人。然可傳可守者，僅數家而已。是書所集，頗多採錄，誠以理之所在，有不容另措一詞者。讀者慎毋以勦襲陳言見誚。

一治病莫要於辨寒熱虛實。而小兒之病。亦只惟表裏二症而已。果能於表裏症中辨出寒熱虛實。則自是高手。學者熟翫此書。自有會悟處。

一驚風一症。前人鑿空而談。遂成千古疑城。千篇一律。比比皆然。雖間有闢之者。又未足以大破其惑。故遺禍至今。無有底止。是書辨列。實具苦心。閱者慎毋漠視。

一近世謂有病宜餓。傳訛襲謬。大率皆出自庸醫婦人之口。自此說行。因餓而死者。不知凡幾。予甚傷之。因述不可餓論然所援引悉本聖經賢論非予臆見宜爲醫所共知。世有賢者果能同予矯得此偏則積德不淺矣予尤於此有厚望焉。

一痘瘡果能不事寒涼攻下。則失手處自少。自痘疹正宗出。而死者更多。非至愚者。必不宗其說予於論內尤殷殷致意焉。

一種痘誠爲避危就安萬全良法有力之家固知早種而單寒之子欲種弗能。今春博愛堂舉行此法廣爲貧家兒女種痘。悉奏全功良堪嘉尙一切章程載在論中。吾願有力仁人。在在行之。則造福不小矣。

一是書旁稽遠覽。言簡意該。化出成書。參以心得。故能出深入淺。法密方純。雖多引陳言。然發前人所未發者。正復不少。讀者其亦細心而體翫之。

題辭

這段功非小。憫孩提惺惺救世許多頭惱。藥當通神原有據。此意須人探討。壽羣生幾行梨棗。石室蘭臺開奥義。只一編可把羣言埽。授兒醫傳家寶。　世情可笑都顛倒。論而今心頭眼底。誰人分曉。痘疹痧癖童稚劫只是沈冤不少。是書成金針度了。斯世斯人如夢覺便晨鐘邪抵斯編好。保赤子長生道。

調寄金縷曲　　賜福謹題

兒科醒引用方目

沖和飲　當歸散
匀氣散　參苓白朮散
白芍藥湯　調中丸
右見寒論
瀉心散一名瀉心湯　秘旨安神丸
柴胡清肝散　地黄丸
參蘇飲　瀉白散
黄芩清肺飲　五味異功散
瀉黄散　五苓散

人參安胃散　四苓散
白朮散　四君子湯
右見熱論
四物湯　八珍湯
當歸補血湯　補中益氣湯
加味四物湯　六神散
右見虛論
羌活沖和湯　四柴胡飲
五柴胡飲　柴胡飲子

消乳丸　香橘餅
大安丸　瀉青丸
抑肝散　導赤散
右兒實論
獨參湯　茯神湯
辰砂抱龍丸　東垣黄芪湯
金液丹　大青膏
人參羌活散　鈎籐飲
消食丸　柴芍參苓散

柴歸飲　辰砂六一散
犀角地黄湯　七福飲
養心湯　六氣煎
三柴胡飲　參附湯
參歸湯（一名團參散，一名人參湯）　人參建中湯
丹溪人參竹瀝之法　五福飲
大營煎　大補元煎
十全大補湯　雙金散
逍遥散　加味歸脾湯

妙香散　補肺散
紫河車丸　消風丸

右見辨驚風之誤論

紫葛桂枝湯　温中益氣湯
參芪內托散　十宣散
實表解毒湯　保元湯
養衞化毒湯　人參敗毒散
升麻葛根湯　搜毒煎
四味消毒飲　鼠粘子湯

芎歸湯　六物煎
羌活散鬱湯　涼血養營煎
犀角散　紫草快斑湯
參蘆飲　人參理中湯即理中湯入參加重用
當歸丸　退火丹
九味異功煎　十二味異功散
木香散　黃芪建中湯
元參地黃湯　大分清飲
調元湯　葛根解毒湯

黄芩湯	甘桔湯
人參麥門冬散	雙解散
右見治痘論	
辟穢香丹	稀痘消毒救苦湯
右附見種痘說	
透邪煎	金沸草散
麻黄湯	櫻葉散
胡荽酒	七物升麻丸
消毒散	人參白虎湯

黄連湯　茅花湯
香連丸　射干鼠粘子湯
養血化瘀湯　大青湯
柴胡麥門冬散　柴胡四物湯
安神丸　門冬清肺湯
右見治痧論

兒科醒目錄

兒科醒卷之一

華陽山人閱定　　芝嶼樵客著

總論第一

易曰天地絪緼。萬物化醇。男女搆精。萬物化生。蓋人之生也。必稟天地之正氣以成形。藉陰陽之化育而賦命。在上古元氣渾龐。太和洋溢。八風正而寒暑調。六氣和而雨暘若。人情樸實。風俗貞純。是以上古之民。恒多壽而少病。即內經所謂上古之人。和於陰陽。明於術數。起居有度。不妄作勞。春秋皆度百歲而去者是也。迨於後世元氣漸薄。風俗熕偷。人情穿鑿。名利有不時之擾。嗜欲多無厭之求。是以近日之民。恒多病而少壽。即內經所謂中古之人。以酒爲漿。以妄爲常。醉以入房。以欲竭其精。以耗散其眞。不知持滿。不時御神。未至半百而衰者是也。夫以黃帝之時。即稱中古。迄今復數千年來。權其氣化。不更薄耶。是凡習兒醫者。須知今昔氣運不同。禀賦根荄愈薄。音該凡於小兒之病。更宜加意培植。保護元氣。不可妄用攻伐之劑。以貽人天札之禍也。乃近日幼科。不明此理。動輒攻伐。而又絕其乳食。其呱呱者。口不能言。任醫冤殺。束手待斃。底於死亡。悲夫。此等惡習。不知始自何人。遂至相習成風。流禍無已。愚夫愚婦溺於其說。至死不悟。爲嬰兒之大患。而惟揚屬爲尤甚。吁可恨也。至若書稱若藥弗瞑（音麵）眩（音衍）。厥疾弗瘳（音抽）。此蓋當時因事取譬之辭。非教人服藥務宜瞑眩也。其如愚人引爲口實。乃一概投之以瞑眩。殊不思小兒向稱芽兒之義。夫所謂芽兒者。如草木之萌蘖。其一點方生之氣甚微。栽培護養。惟恐不及。而堪加之以剝削之撓。施之以斧斤之利乎。此誠不可也。原夫易无妄九五爻辭云。无妄之疾。勿藥有喜。象曰无妄之藥。不可試也。觀此則知聖人或亦有以鑒夫瞑眩之非。故特示勿藥有喜之戒。而我夫子亦有未達不敢嘗之語。又張仲景先生傷寒論內亦有勿藥爲中工之訓。又張子和著儒門事親書。其中有語友人陳敬之云。小兒有病。不如勿用庸醫。但恐妻妾怪其不醫。宜用湯浸蒸餅令軟。丸作白丸給其妻妾。以爲眞藥。服之以聽天命。最爲上藥。後丙戌歲群兒病泄瀉用藥者皆死。惟敬之守子和之戒。其兒雖病。得以無恙。以上所引一爲聖人之至訓。一爲名醫之精論。載

在簡冊。昭於日月。人第習而不察耳。夫以傷寒劇病抑（音鬱挫也）
且可以勿藥。而況小兒氣血幾何。豈可委之以庸醫之
手。試之以无妄之藥乎。此子和之所以教敬之之不服
藥爲愈也。僕承師訓。久惻於此。欲效忠告（音谷）之良諫用救
方今之惡習。爰列若干門於後。以貽夫世之貴小兒而
好服藥者。奉爲金鑑云。

兒科醒卷之二

華陽山人閲定　芝嶼樵客著

診治法論弟二

凡診小兒之法。諸書皆以面部及手紋爲識病之資。其所援引。率皆渺昧難憑。煩瑣無要。其於諸大家所謂望聞問切四者之診。置聞問切三者於不講。可得謂之爲良醫乎。夫小兒言語不通。病情難識。則尤當以望聞問切爲診治之要。蓋望其形色。則有以知其邪正之盛衰。審其聲音。則有以別其稟賦之強弱。詢其向背。則有以識其性情之好惡察其脉息則有以明其表裏之寒熱苟能細心求之則表裏寒熱虛實皆得其眞用藥自無不當奈何近日幼科學術更淺一遇小兒有病不是從事於表便是攻伐其裏迨至眞陽外越虛熱日增則清凉并進一味胡猜不獨望聞問切四者不知抑且置虛寒二症於不問嗟乎曾不知邇來氣化日薄今人稟賦更虛加以嬰兒氣血未堅臟腑柔脆些小病痛其元氣已不能支而堪庸劣之徒寒熱不分虛實莫辨妄意揣摩任情剗削者乎茲則撇翻底蘊直指精微專以望聞

問切四者爲綱。以揭明表裏寒熱虛實六者之要。俾學者有所依據。庶幾不致顛倒混施。誅伐無過。或於嬰兒有厚幸矣。至於用藥之法。寧勿藥。毋過劑。寧輕。毋重。毋偏寒。毋偏熱。毋過散。毋過攻。須遵內經邪之所湊。其氣必虛之訓。時以保護元氣爲主。知乎此。於嬰兒診治之道。思過半矣。至於虛寒敗症。則非峻用溫補。不可挽回。毋得稍涉因循。致令不救。此又不可不知也。

兒科醒卷之三

華陽山人閱定　芝嶼樵客著

表論第三

小兒表症。謂外感風寒。其見證必先發熱。然發熱之證有三。最宜詳辨。不可一概混同施治也。其在冬月感於寒者。頭痛身痛。項背強惡寒。壯熱無汗。脈浮而緊。此太陽表證。用藥得法。一汗即解。詳見實論。其感於風者。頭痛鼻塞。流涕。發熱。或有汗惡風。或無汗惡寒。或咳嗽乾嘔。脈浮而數。或緊。此四時之感冒是也。治法不可大發散。微表之劑已。如易簡參蘇飲。惺惺散之類主之。大抵近日人情愛護小兒者衆。富貴之家重衣厚褥。貧賤之子。亦皆衣絮以致汗液不斷。腠理疎泄。偶觸微風。即成感冒。是以邇來小兒冬月感寒之症百無一二。而傷風發熱之症恒多也。至若內因於虛發熱之症極多。最爲疑似。人殊不知。更宜詳辨。如陽虛生寒。陰虛發熱。血虛發躁而熱。氣虛自汗不能食而熱。氣虛注夏而熱。暑濕合病而熱。汗後陰虛。陽無所附而熱。汗後陽虛。陰無所附而熱。陽氣下入陰中。晝安靜。夜煩躁而熱。重陽無陰。

夜安靜晝煩躁而熱。以上諸症同一發熱也。若誤表之
必死。其次則又有變蒸之熱。將發痘疹之熱。亦同一發
熱也。而援守各異。每見庸醫。一遇發熱。動皆表散。殊不
知病有微甚。熱有虛實。雖同一發熱。而治法殊途。攻補
迥別。業幼科者。於臨症之際。務宜細心體認。必先問其
病之新久。曾未服藥。以及一切愛惡情狀。然後再察其
熱之温壯。形之強弱。脈之虛實。色之夭澤。合四者以決
之。庶無誤人於夭札也。蓋外感爲暴病。其發熱也驟。必
手背熱。脈浮。身熱無汗。仍須分別虛實以治之。詳見虛

實門。若無手背熱脈浮身熱無汗等症。或發熱已久。則非外感證矣。治者審焉。

附方

易簡參蘇飲　治感冒發熱頭痛，與因痰飲凝積，發而為熱，並宜服之。亦治中脘痞悶，嘔逆惡心。小兒室女，尤宜服之。

前胡　人參（如無，以好黨參代之）　紫蘇　乾葛　半夏　茯苓（各三分）　枳殼　陳皮　甘草　桔梗　木香（各二分）

右㕮咀，每服四錢，水一盞，生薑七片，棗一枚，煎至六分，去渣服。

惺惺散　治小兒傷寒時氣，風熱頭痛，目眩多睡，痰壅（嗽）

咳嗽喘急。或痘疹已出未出疑似之間。

人參　白朮炒　茯苓　甘草　北細辛　川芎

桔梗炒各等分

右為末。每服一錢。入薄荷五葉。水煎服。一方有防風。天花粉。

兒科醒卷之四

華陽山人閲定　　芝嶼樵客著

裏論第四

凡治小兒裏症。亦惟宜忌二字而已。要在辨之明而見之確耳。夫小兒元氣無多。臟腑脆嫩。若夫當下而不下。則津液消爍。所謂急下以救胃中津液是也。不當下而下。則裏氣受傷。邪反乘虚内陷。其禍更甚。今將宜忌諸形症。辨晰於左。如稟氣素實。汗不解。發熱譫語。舌胎黄厚。渴而引飲。大便祕。小便赤。腹滿拒按。手足心熱。脈沈而實。此爲陽邪入裏。宜下之。雖二三日。若見上項諸症。亦宜下之。如調胃承氣湯四順清涼飲之類。少少與之貴在與病相值。恐多下亾陰也。不可拘於庸醫。下不厭遲之說。謬稱穩當。必待至七日之後始下也。如太陽證表未罷。脈浮大惡寒者。此邪在表。雖十餘日。亦不宜下。嘔多者。不可下。太陽陽明合病。喘而胸滿者。不可下。惡水者不可下。稟賦虛者。不可下。逆厥者。不可下。仲景先生云。日數雖多。但有表證而脈浮者。猶宜發汗。日數雖少。若有裏證而脈沈者。卽宜下之。此不可不知也。此外有因氣虛陽脫而譫語者。乃大虛之症。當用參附之劑。不得認爲實症。而誤下之也。慎之慎之。至於傷食停積。小兒雖閒亦有之。然皆必由脾虛不運而致。經所謂邪之所湊。其氣必虛者是矣。每見庸醫肆行剋伐。或遇表證。亦云有裏。以致小兒外邪未解。裏氣已傷。往往變症蜂起而不可救。受此害者。不知凡幾。殊堪痛恨。曾不知下者。下其邪耳。非飲食積滯之謂也。世人陰受此害者比比矣。故特表而出之。兼詳實論。

附方

調胃承氣湯　治太陽陽明。不惡寒。反惡熱。大便秘結。日晡潮熱。晡。音逋。申時也。凡陽明病有二證。在經者當解肌。入腑者當攻下。

大黃　芒硝　甘草各等分

右㕮咀。每用一二錢。量兒大小。水煎。消息服之。

四順清涼飲　治大人小兒血脈壅實。臟腑生熱。面赤煩渴。睡臥不寧。大便秘結。

大黃　當歸　芍藥　甘草各等分

右㕮咀。量兒大小。每服一二錢。水煎服。

兒科醒卷之五

華陽山人閱定　　芝嶼樵客著

寒論第五

小兒屬寒之症，有外感，有內傷，有症變虛寒，三者不同，治法各異。假如內傷，必由脾土虛寒，或稟賦不足，或將護失宜，或乳哺不節，以致食不運化，而見清冷吐瀉者。但察其面色萎黃，肢凉神倦，脉沈無力，安靜不渴，此屬陽虛生寒，宜五君子煎、理中湯主之。抑或能食之兒，過餐生冷，而見上項諸症者，亦理中湯主之。至若症變虛寒則由元氣素虛五臟虧損或因寒凉剋伐陽氣受傷而見面青唇黯吐瀉手足并冷者此屬脾土虛寒乾薑理中湯主之若面色晄白吐瀉腹痛口鼻氣冷者屬寒水侮土益黃散主之若更兼吃逆手足指冷用六君子湯加炮薑肉桂如不應急加附子其次或以病後或以吐瀉或以誤用藥餌或受風寒而致氣微神緩昏睡露睛痰鳴氣促驚跳搐搦如俗所謂慢驚者此屬脾腎虛寒之候宜溫補之詳見辨驚風之誤論再其次則脾腎虛寒之甚以致吐瀉不止者宜附子理陰煎或六味回

陽飲。量兒大小與之。若但泄瀉不止者。宜胃關煎主之
第吐瀉之症。亦閒有屬熱者。但當以手足寒溫。脈象遲
數。面色青赤。渴與不渴為辨。至如外感寒邪。則其病在
表。宜詳表論。茲不復贅。此外。則又有初生小兒。百日之
內。覺口冷腹痛。身起寒粟。時發戰慄。曲足握拳。晝夜啼
哭不已。或口禁不開者。名曰胎寒。亦或生後昏昏多睡
閒或哯（讀覓吐）乳瀉白。若不早治。必變虛寒敗症。宜以沖和飲
當歸散。合和水煨薑煎服之。使之微泄。泄行。進勻氣散
調補。泄止氣勻。神安痛定。手足舒伸。次用參苓白朮散。

以養胃氣。白芍藥湯。去其寒濕。乳母宜節生冷飲食。庶易瘥也。又手足稍冷。臂面微青。額上汗出。不顧乳食。至夜多啼。夜重日輕。腸痛腸鳴。泄瀉清水。間有不泄。頗似前症。但無口冷寒戰者。名曰臟寒。亦在百日之內有之。皆因臨產在地稍久。冷氣侵逼。或以凉水撓湯洗兒。或斷臍帶短。而又結縛不緊。爲寒氣所傷。如此。宜以白芍藥湯。及沖和飲加鹽炒茴香、茱萸、水薑煎。乳母同服。又胃中虛冷。面色皖白。腹痛不思食者。益廣散主之。若不下利。調中丸主之。大都小兒病症。虛寒者多。凡一見面色青白。肢冷神疲。脉沉無力。踡(音權)曲而臥。食少不渴。聲音遲緩者。皆是虛寒之候。急宜溫補。業幼科者。毋得狃於俗見。謬謂小兒陽體多熱。不敢溫補。致多害事。宜深戒之。

附方

五君子煎　治脾胃虛寒。嘔吐泄瀉兼濕者。

人參　白朮炒　茯苓　乾薑各等分　炙甘草減半

右㕮咀。水煎服。

理中湯　治太陰病。自利不渴。陰寒腹痛。短氣咳嗽。霍亂嘔吐。飲食難化。胸膈噎塞。或瘧疾瘴氣瘟疫。中氣虛損。久不能愈。或中虛生寒等證。

人參　白朮炒　乾薑炒　炙甘草各三兩

右爲末。每服二三錢。水煎溫服。

益黃散　治脾胃虛寒。又名補脾散

陳橘皮一兩　青橘皮　訶子肉音呵　甘草剉炒各半兩　丁香二錢

右爲細末。每服二錢。水一盞。煎至六分。食前溫服。

東垣先生云。閻孝忠編集錢氏方。以益黃散補土。又言風旺必剋脾土。當先實其脾。昧者不審脾中寒熱。一例用補脾藥。又不審藥中有丁香青皮。辛熱大瀉肺金。脾虛之症。豈可反瀉其子。惟寒水反來侮土。中寒嘔吐。腹痛瀉痢青白。口鼻中氣冷。益黃散神治之藥也。如因服熱藥巴豆之類。過劑損其脾胃。或因暑天傷熱積熱損其脾胃。而成吐瀉口鼻中氣熱而成慢驚者。不可服之。

六君子湯　治脾胃虛弱。飲食少思。或久患瘧痢。或食飲難化。或嘔吐吞酸。或咳嗽喘促。若虛火等證須加炮薑。其功尤速。

人參　白朮炒　茯苓各二錢　炙甘草　製半夏　陳皮各一錢

右薑棗水煎。

附子理陰煎　治真陰虛弱。脹滿嘔噦。有物無聲曰吐。有聲無物曰噦。

有物有聲曰嘔。痰飲惡心。吐瀉腹痛及命門火衰。陰中無陽等證。

熟地三五七錢或一二兩 當歸二三錢或五七錢 製附子一二三錢 炙甘草一二錢

乾薑炒黃一二錢 或加肉桂一二錢

水二鍾。煎七八分熱服。此方係理陰煎加附子。故名附子理陰煎。其理陰煎功用甚宏。詳見本書。茲未細錄。

六味回陽飲 治陰陽將脫等症

人參一二兩或數錢 製附子二三錢 炮乾薑二三錢 炙甘草一錢

熟地五錢或一兩 當歸身三錢如泄瀉者或血動者以冬朮易之多多益善

水二鍾武火煎七八分溫服如肉振汗多者加炙黃芪四五錢或一兩或冬白朮三五錢如泄瀉者加烏梅二枚或北五味二十粒亦可如陽虛上浮者加茯苓二錢如肝經鬱滯者加肉桂二三錢

胃關煎　治脾腎虛寒作瀉或甚至久瀉腹痛不止冷痢等症

熟地三五錢或一兩　山藥炒二錢　白扁豆炒二錢　炙甘草一二錢　焦乾薑二三錢　吳茱萸製五七分　白朮炒二三錢

水二鍾煎七分食遠溫服瀉甚者加肉豆蔻一二錢

麵炒用。或破故紙亦可。氣虛勢甚者。加人參隨宜用。陽虛下脫不固者。加製附子一二三錢。腹痛甚者。加木香七八分。或加厚朴八分。滯痛不通者。加當歸二三錢。滑脫不禁者。加烏梅二個。或北五味子二十粒。若肝邪侮脾者。加肉桂一二錢。

沖和飲　治感冒風寒。頭疼發熱。肩背拘急。惡心嘔吐。腹痛膨脹。兼寒濕相搏。四肢拘急。冷氣侵襲。腰足疼痛。

蒼朮米泔水浸一宿去粗皮剉片炒微黃色二兩二錢　人參去蘆　前胡去蘆　桔梗炒各五錢

枳殼（去穰麩炒微黃色）　麻黃（去節）　陳皮（去白各三錢）　川芎　白芷
半夏（湯洗七次薑汁浸曬乾炒）　當歸（酒洗）　薄桂（去粗皮）　赤茯苓（去皮）
白芍藥（各二錢半）　乾薑　厚朴（去粗皮薑汁浸一宿慢火炒乾各二錢）　甘草（炙七錢半）

右㕮咀，每服二錢，水一盞，薑二片，葱白一根，煎七分，無時溫服。傷冷惡心嘔吐，煨薑同煎。開胃進食，加棗子煎，空心溫投。寒疝痛，入鹽炒茱萸、懷香同煎。

當歸散　順調氣血，和解表裏，爽利心腹，疏理百病，及治溫熱停積，自痢煩躁不寧。

當歸（去蘆酒洗）　赤芍藥（各二兩）　甘草（半生半炙一兩）　大黃（半生半泡一兩二錢）

川芎　麻黄各半兩製

右剉。每服二錢。水一盞。薑二片。煎七分。無時溫服。

匀氣散　主調補通利後。及冷疝腹痛。氣滯不和。

桔梗二兩剉炒　陳皮去白二兩　縮砂仁　藿香各半兩

白薑二錢半炮　粉草四錢炙

右剉。焙爲末。每服半錢或一錢。空心沸湯調服。冷疝腹痛。燒鹽湯調下。

參苓白朮散　主脾胃虛弱。飲食不進。多困少氣。中滿痞噫。嘔吐逆。此藥不寒不熱。性味和平。常服調脾悅色。順正去邪。

人參去蘆 白茯苓去皮 粉草 白朮炒 白扁豆炒去殼

山藥去皮 縮砂仁 薏苡仁 桔梗剉炒九味各二兩

蓮子肉去心一兩二錢

右剉。焙爲末。每服半錢。或一二錢。用棗湯空心調服。

或溫米湯亦可。

白芍藥湯 治冷疝腹痛。及誤汗誤下。即壞證傷寒是

也。並宜先服。次投對證之劑。

白芍藥一兩五錢 澤瀉去粗皮七錢半 甘草炙二錢 薄桂去粗皮一錢半

右㕮咀。每服二錢。水一盞。煎七分。空心溫服。誤汗誤下。加人參南木香各二錢。臍下痛。入生薑。及鹽同煎。或加鈎藤亦好。

調中丸　治脾胃虛寒吐瀉。

人參　白朮炒　甘草炙各五錢　乾薑炮四錢

右爲末。蜜丸菉豆大。每服二三十丸。白湯下。若腎水侮土而虛寒者。加半夏茯苓陳皮。或嘔吐更加藿香。泄瀉加木香。

兒科醒卷之六

華陽山八閱定　　芝嶼樵客著

熱論第六

小兒屬熱之症。脈必洪數而實。色赤作渴。煩躁飲冷。聲音雄壯。二便秘結。然其中有屬虛者。最宜明辨。不可不慎也。假如心熱。則額間色赤。煩躁驚悸。若飲水。或叫哭者。屬心經實熱。宜瀉心散。以清心火。若色微赤。困臥驚悸。熱渴飲湯。則屬心經虛熱。宜秘旨安神丸。以生心血。肝熱則左臉青赤。項強頓悶。目劄瘛瘲（音系音縱）。此屬肝經風熱。

宜柴胡清肝散主之。若色微赤。候熱齩牙。則屬肝經虛熱。宜地黃丸主之。肺熱則右臉赤。或主風邪。氣麤咳嗽發熱。宜參蘇飲。或惺惺散主之。若飲水者。屬肺經實熱宜瀉白散主之。若色微赤。小便不利。乃脾肺燥熱。不能化生腎水。宜黃芩清肺飲主之。若噯氣出。氣脣白氣短則屬肺經虛熱。宜五味異功散主之。脾熱則鼻赤身熱飲水。乳食如常。屬脾胃實熱。宜瀉黃散。清熱理脾若色微赤身涼飲湯。乳食少思。則屬脾經虛熱。宜五味異功散。補中健脾。腎熱則頦間色赤。足不欲覆。若腎與膀胱氣滯熱結而小便不通者。宜五苓散主之。若色微赤則屬膀胱陽虛。陰無所化。宜六味地黃丸主之。至若吐瀉二症。間有因於熱者。亦宜詳辨。假如吐乳色黃。不能受納。此屬胃經有熱。宜先用瀉黃散。次用人參安胃散。然當驗其手指。熱則屬胃熱。若手指冷。則屬胃寒矣。宜兼詳寒論。至如因熱而瀉者。則必大便黃赤有沫。小便赤少。口乾煩躁。宜四苓散主之。如更兼右顋色赤。飲冷者。屬胃經實熱。宜瀉黃散主之。若右顋微赤。喜熱惡冷。則屬胃經虛熱矣。宜白朮散主之。若右顋及額間俱赤。屬心脾俱熱。宜瀉黃散加炒黑黃連。若左頰右頤俱赤屬肝火乘脾。宜四君子湯加柴胡。大抵瀉症最傷元氣。若熱瀉過甚。必變虛寒。宜兼參寒論。蓋始病而熱者。邪氣勝則實也。終變爲寒者。眞氣奪則虛也。久病而熱者。內眞寒而外假熱也。久瀉元氣虛寒。急宜溫補。不得誤執熱論。再如陽虛發躁。內實眞寒。而外似熱症者。如目赤作渴。身熱惡衣。揚手擲足。欲投于水。但診其脈洪數無倫。重按無力。是爲假熱。宜急投參附之劑。引火歸元。若誤進清涼。入口必死。症之疑似。有如此者。醫者可不慎

歟。此外。如胎毒火丹。口瘡重舌。衄血便血。以及疳熱等

症。雖亦云屬熱。然皆各有虛實之不同。是亦不可不明

察之也。

附方

瀉心散　治心經實熱。

黃連

右爲末。每服五分。臨臥溫水調下。

祕旨安神丸　治心血虛而睡中驚悸。或受驚嚇而作。

人參　半夏製　酸棗仁炒　茯神各一錢　當歸酒洗　橘紅

赤芍藥炒各七分　五味子杵五粒　甘草炙三分

右爲末。薑汁糊丸芡實大。每服一丸。生薑湯下。

柴胡清肝散　治肝膽三焦風熱怒火。或乍寒乍熱。往來寒熱發熱或頭發瘡毒等症。

柴胡一錢半 黃芩炒一錢 人參一錢 川芎一錢 山梔炒一錢半

連翹五分 甘草五分 桔梗八分

右水煎服。

地黃丸　治腎肝血虛燥熱作渴小便淋祕痰氣上壅。或風客淫氣患瘰癧結核或四肢發搐眼目瞤動或咳嗽吐血頭目眩暈或咽喉燥痛口舌瘡裂或自汗盜汗便血諸血或稟賦不足肢體瘦弱解顱失音或畏明下竄五遲五軟腎疳肝疳或早近女色精血虧

耗。五臟齊損。凡屬腎肝諸虛不足之症。宜用此以滋

化源。其功不可盡述。

熟地黃八錢杵膏　山茱萸肉　乾山藥各四錢　澤瀉

牡丹皮　白茯苓各三錢

右爲末。入地黃膏。量加米糊丸桐子大。每服數錢。量

兒大小。溫水空心化下。行遲。鶴膝。加鹿茸、牛膝、五加

皮。

參蘇飲　治感冒發熱。頭痛。傷風咳嗽。傷寒嘔吐。胸膈

不快。痰飲凝結。

紫蘇　前胡　陳皮　製半夏　乾葛　茯苓

枳殼炒　桔梗　人參各三分　甘草一分

右為末。每用一二錢。薑棗水煎服。

瀉白散

地骨皮　桑白皮炙各一兩　甘草炙錢

右為末。每服一二錢，入粳米百粒。水煎

黃芩清肺飲　治肺熱。小便不利。宜用此清之。

梔子　黃芩減半

右為末。每服一二錢。水煎。如不利。加鹽豉二十粒。

五味異功散　治脾胃虛寒。飲食少思。嘔吐。或久患咳嗽。虛浮氣逆。腹滿等症。

人參　白朮炒　茯苓各等分　甘草炙　陳皮減半

右加薑棗。水煎服。

瀉黃散　治脾熱吐舌。

藿香葉　甘草各七分半　山梔一錢　石膏五分　防風二錢

右用蜜酒微炒為末。每服一二錢。水煎。

五苓散　治暑熱煩躁。霍亂泄瀉。小便不利而渴。淋澀作痛。下部濕熱。

白朮　猪苓　茯苓各七分半　肉桂五分　澤瀉一錢二分

右爲細末，每服一二錢，水煎。

人參安胃散　治脾胃虚弱，傷熱乳食，嘔吐瀉痢。

人參一錢　黄芪二錢　生甘草　炙甘草五分　白芍藥酒炒七分

白茯苓四分　陳皮三分　黄連炒二分

右每服二三錢，水煎。

四苓散　即前五苓散去肉桂

白朮散　治脾胃氣虚，作渴飲湯，或因吐瀉，津液虧損，

煩渴引飲，或脾胃虚弱，腹脹瀉渴，弄舌流涎，手足指

冷。宜服之。和胃氣。生津液

人參　白朮炒　藿香葉　木香　甘草

白茯苓各一兩　乾葛二兩

右爲末。每服二錢。水煎。

四君子湯　治脾胃虛弱。飲食少思。或大便不實。體瘦

面黃。或胸膈虛痞。吞酸痰嗽。或脾胃虛弱。善患瘧痢

等症

人參　白朮炒　茯苓各二錢　甘草炙一錢

右加薑棗。水煎服。或加粳米百粒。

惺惺散方見表論

兒科醒卷之七

華陽山人閱定　芝嶼樵客著

虛論第七

小兒虛症。無論病之新久。邪之有無。但見面色青白。恍惚神疲。口鼻虛冷。噓氣怫鬱。肢體倦怠。軟弱喜熱惡涼。泄瀉多尿。或乍冷乍溫。嘔惡驚惕。上盛下泄。夜則虛汗。睡而露睛。屈體而臥。手足指冷。聲音短怯。脈象緩弱虛細。是皆屬虛之症。急宜溫補脾胃爲要。仍須分別以治之。如氣虛者。四君子湯。血虛者。四物湯。氣血俱虛者。八珍湯。氣虛自汗者。四君子湯。血虛發躁者。當歸補血湯。表虛者。宜固其氣。裏虛者。宜實其中。陽虛惡寒者。宜溫分肉。陰虛發熱者。宜滋腎肝。脾肺氣虛者。四君子湯。五味異功散。補中益氣湯。肝腎血虛者。六味丸。加味四物湯。汗後陰虛陽無所附而熱者。四物加參芪。汗後陽虛陰無所附而熱者。四君加芎歸。久事表散而身熱不退者。陽氣虛也。補中益氣湯。過用攻下。而滑泄不禁者。脾腎虛也。六神散。胃關煎。又虛必生寒。宜詳寒論。至於虛熱。亦詳見熱論。此外虛症尚多。詳見各條。宜並覽之。

附方

四物湯　治血虛營弱。一切血病當以此爲主。

熟地黃　當歸各三錢　川芎一錢　白芍藥二錢

水二鍾煎服。

八珍湯　治氣血兩虛調和陰陽。

人參　白朮　茯苓等分　炙甘草減半　熟地　當歸等分

白芍減半　川芎減半

水煎。或加薑棗粳米同煎。

當歸補血湯　治血氣損傷或因誤攻致虛肌熱口渴。

目赤面紅，脈大而虛，重按全無，及病因飢飽勞役者。

黃芪炙一兩　當歸三錢

水一鍾半，煎八分服。

補中益氣湯　治勞倦傷脾，中氣不足，清陽不升，外感不解，體倦食少，寒熱瘧痢，氣虛不能攝血等症。

人參　黃芪炙　白朮炒　甘草炙各一錢五分　當歸一錢　陳皮五分

升麻　柴胡各三分

右加薑棗，水煎，空心午前服。

加味四物湯　即前四物湯加山梔、柴胡、丹皮。

六神散　治面青啼哭。口出氣冷。或泄瀉不乳。腹痛曲腰。四肢厥冷。

人參　白朮炒　山藥炒各五錢　白茯苓　白扁豆炒各一兩

甘草炙二錢

右爲末。每服二三錢。薑棗水煎。

四君子湯方見熱論

五味異功散方見熱論

六味丸方見熱論

胃關煎方見寒論

兒科醒卷之八

華陽山人閱定　芝嶼樵客著

實論第八

小兒屬實之症，惟表裏食積三者而已。蓋表邪實者，必頭項體痛，腰痛背強，壯熱無汗，脈象浮緊有力，宜從表散。如在冬月，宜羌活沖和湯主之。若在春夏秋三時，則宜易簡參蘇飲，或惺惺散之類主之。若兼發熱昏睡，則屬正不勝邪，宜四柴胡飲，或五柴胡飲之類主之。裏邪實者，必舌胎黃厚，口燥脣瘡，作渴喜飲，大小便秘，腹痛拒按。聲音洪壯。伸體而臥。睡不露睛。手足指熱。脈象沉數有力。宜從攻下。如調胃承氣湯。或四順清涼飲之類主之。若汗後身熱不退。脈象弦洪數實。大便堅祕者。柴胡飲子。夫所謂實者。邪氣實耳。非元氣有餘之謂也。醫者臨症之際。果屬實邪。於應表應下之藥。皆當作小劑少少與之。要在中病即止。不可過劑。務宜顧定元氣。斯無孟浪僨（音奮敗也）事之非。至於飲食停積。必寸口脈浮大。按之反澀。腹皮熱。大便醜（音搜）臭。然必由脾虛不運而致。於消導藥中。慎毋損及中氣。宜多溫中健脾之品。俾得自彊不

息之妙。如消乳丸。香橘餅理中湯之類主之。若傷食甚

而或兼厚味積熱者。宜大安丸。少少與之。俟食積稍消。

仍當以五味異功散調補之。此外如目直大叫。項急煩

悶。肝之實也。瀉青丸。抑肝散主之。若筋急血燥。抽搐勁

强。斜視目瞪。則屬肝之虛矣。地黃丸主之。叫哭發熱飲

水而搐。心之實也。導赤散瀉心湯主之。若驚惕不安。則

屬心之虛矣。祕旨安神丸主之。困睡身熱飲水。脾之實

也。瀉黃散主之。若嘔吐泄瀉。不食痞滿。倦臥牙緊流涎。

手足牽動。則屬脾之虛矣。益黃散或六君子加炮薑木

香主之。悶亂喘促。飲水。肺之實也。瀉白散主之。若氣促多汗。則屬肺之虛矣。四君子湯或五味異功散主之。腎無實。惟痘瘡黑陷。爲邪氣實。而腎則虛也。地黃丸主之。若二便不禁。津液枯槁。聲瘖目戴。肢體厥逆。腎虛極也。補中益氣湯。兼六味地黃丸主之。大抵小兒實症無多。若稟賦素虛。或病患已久。或過服尅伐之劑。皆當作虛症施治。不得概以爲實也。慎之慎之。

附方

羌活沖和湯　治四時不正之氣。感冒風寒。憎寒壯熱。頭痛身痛。口渴。人人相似者。此方主之。薛氏云。治太陽無汗發熱頭痛。惡寒脊強。脈浮緊。又治非時暴寒。人中之。頭痛惡寒發熱。宜此方治之。以代麻黃湯用。太陽經之神藥也。

羌活　防風　蒼朮　白芷　川芎　生地

黃芩　甘草　細辛減半

右加薑棗。水煎。熱服取汗。

四柴胡飲　治元氣不足。或忍飢勞倦。而外感風寒。或六脈緊數微細。正不勝邪等症。必須培助元氣。兼之解散。庶可保全。宜此主之。若但知散邪。不顧根本。未有不元氣先敗者。慎之慎之。

柴胡三錢　甘草一錢炙　生薑三五片　當歸二三錢瀉者少用　人參二三錢或五七錢酌而用之

水二鍾。煎七八分。溫服。如胸膈滯悶。加陳皮一錢。

五柴胡飲　脾土為五臟之本。凡中氣不足。而外邪有不散者。非此不可。此與四柴胡飲相表裏。但四柴胡飲止調氣分。此則兼培血氣。以逐寒邪。尤切於時用者也。凡傷寒瘧疾痘瘡。皆所宜用。

柴胡一二三錢　當歸二三錢　熟地三五錢　白朮二三錢　白芍炒用一錢五分　甘草炙一錢

陳皮酌用或不必用

水一鍾半。煎七分。食遠熱服。寒勝無火者。減芍藥加生薑三五七片。或炮乾薑一二錢。或再加桂枝一二錢。則更妙。脾滯者。減白朮。氣虛者。加人參隨宜。腰痛者。加杜仲。頭痛者。加川芎。勞倦傷脾陽虛者。加升麻一錢。

柴胡飲子　解肌熱蒸熱積熱。或汗後餘熱。脈洪實弦數大便堅實者。

柴胡　人參各五分　黄芩　白芍各七分　當歸一錢　甘草四分

大黄八分

右每服一二錢。水煎。按此方用藥頗善。但大便如常者。勿得輕用大黄。

消乳丸　治嘔吐消乳食脈沈者。傷食不化也。

香附炒　砂仁　陳皮　神麯炒　甘草炙　麥芽炒等分

右爲末。米糊丸。黍米大。每服二十丸。薑湯下。

香橘餅　治傷冷積瀉。

木香　青皮各一錢　陳皮二錢半　厚朴　神麯炒　麥芽炒各半兩

右爲末蜜和爲餅每服一枚米飲調下。病久及元氣虛者勿用。

大安丸　治飲食酒積停滯。胸膈痞滿腹脹

神麯炒　陳皮　半夏製　茯苓各一兩　山查肉二兩　連翹

蘿蔔子炒各五錢　白朮二兩

右爲末粥丸菉豆大。量大小每服一二十粒。米飲下。

一方尚有炒麥芽一兩黃芪五錢。

瀉青丸　治肝膽火。並小兒急驚發搐。眼赤睛疼。

龍膽草　當歸　川芎　防風　羌活　山梔

大黃等分

右為末。煉蜜丸桐子大。量大小每服十丸。

抑肝散　治肝經虛熱發搐或發熱齩牙或驚悸寒熱

或木乘土而嘔吐痰涎腹脹少食。睡不安。

軟柴胡　甘草五分　川芎八分　當歸　白朮炒　茯苓

釣藤勾各一錢

右水煎。子母同服。以蜜丸。名抑青丸。

導赤散　治心火。及小腸熱證。小便赤澀而渴。

生地　木通　生甘草各等分

右加竹葉二十片。水煎服。一方加人參麥門冬。

易簡參蘇飲方見表論

惺惺散方見表論

調胃承氣湯方見裏論

四順清涼飲方見裏論

理中湯方見寒論

五味異功散方見熱論

地黃丸方見熱論

瀉心湯即瀉心散方見熱論

祕旨安神丸方見熱論

瀉黄散方見熱論

益黄散方見熱論

六君子湯方見寒論

瀉白散方見熱論

四君子湯方見熱論

補中益氣湯方見虚論

兒科醒卷之九

華陽山人閱定　　芝嶼樵客著

辨驚風之誤論第九

小兒急慢驚風之說，古書不載，後人妄立名目，概用金石腦麝之品，貽害至今，殺人不知凡幾。雖代有名哲，因世俗膠結既久，猝難更正，故著作之家不得不仍以驚風二字目之矣。夫小兒形氣未克，易生恐怖，又何嘗無驚嚇之症？是凡驟聞異聲，驟見異形，或跌撲叫呼、雷聲鼓樂、雞鳴犬吠，一切聞所未聞、見所未見，皆能致病。治法急宜收復神氣爲要。此卽内經所謂大驚猝恐之症是也。但當以驚嚇二字立名。不當以驚風二字目之矣。此立名之妄。其誤一也。其次。亦有因驚嚇而致肝心二臟。木火俱病者。用藥但宜瀉心平肝。其病自已。亦非金石腦麝所宜投。其誤二也。至於慢驚。或因吐瀉。或因病後。或因過服剋伐之劑。或脾胃素虛。以致臟腑虛損已極。全屬虛寒敗症。急宜溫補。無風可逐。無驚可療。而名之曰慢驚。更屬謬妄。其誤三也。此外如傷風發搐。傷食發搐。潮熱發搐。將見痘疹發搐。太陽病變痙（音盛）以及天釣。

內釣瘛瘲之類。皆有搐掣反張强直之狀。世人不知昧於分別。往往亦混作驚風施治。且或委之於無知婦人之手。致令無辜赤子。橫遭夭折。其誤四也。今將以上各條辨症論治之法。彙列於後。俾臨症者有所指歸一洗從前陋習。庶幾登赤子於壽域矣乎。

一大驚猝恐

小兒氣怯神弱。猝見異形猝聞異聲。最傷心膽之氣。內經云。大驚猝恐。則氣血分離。陰陽破散。經絡厥絕。脈道不通。陰陽相逆。經脈空虛。血氣不次。乃失其常。又驚則氣散又恐傷腎驚傷膽其候則面青糞青多煩多哭睡臥驚惕振動不寧治法急宜收復神氣為要宜秘旨安神丸或獨參湯茯神湯之類主之若妄進金石腦麝之品是猶落井而又下之以石矣

一因驚嚇而致肝心二臟木火俱病者

乳兒之母嗜食肥甘或酒後乳兒或將護失宜衣衾太暖致令小兒邪熱鬱蒸積於心而傳於肝蓋心藏神而肝藏魂猝被驚觸神魂恐怖心肝之氣亦傷心虛則邪熱得以乘之肝虛則內風旋繞以致夜臥不穩或笑或

哭忽爾悶絕目直上視牙關緊急口噤不開手足搐掣身熱面赤脈數引飲口中氣熱二便黄赤或脈搐而有力若邪氣實宜導赤散更加乾地黄防風竹葉連進三服或兼辰砂抱龍丸少頃之用以導心經之邪熱息肝臟之虛風其病自愈肆用香散走竄或寒涼攻伐之劑必變爲虛寒敗症不治者多矣宜兼詳虛實一論

一虛寒敗症

凡小兒病後或吐後瀉後或脾胃素虛或誤服藥餌或

迴服剋伐之劑或感受風寒而致氣微神緩昏睡露睛

手足厥冷。身體或冷或熱。或吐或瀉。涎鳴氣促口鼻氣冷。驚跳瘛瘲。搐而無力。乍發乍靜。面色淡白。或眉唇青赤。脈象沉遲散緩。或細數無神。此蓋舉世共詫為慢驚風者是也。殊不知病本於虛。臟腑虧損已極。無風可逐。無驚可療。全屬虛寒敗症。不必盡由驚嚇而致。蓋脾虛不能攝涎。故津液妄泛而似痰。火虛則身寒。口中氣冷。木虛故搐而無力。每見世醫狃於陋習。輒作驚風施治。致令百無一救。此無他。良由前人立名之不慎。以致此耳。若更乞靈於無知婦人。則其死更速。蓋斯時一點真氣已屆（音戒）半續半離之際。一經動搖，鮮有不隨手而脫者，吁可哀也。主治之法，急宜溫補脾胃為要，如四君子湯、五味異功散，加當歸、酸棗仁、東垣黃芪湯。若脾土虛寒甚者，六君子加炮薑、木香。不應者，急加附子。脾腎虛寒之甚，或吐瀉不止者，附子理陰煎，或六味回陽飲。若但泄瀉不止者，胃關煎。若元氣虧損已極，而至昏憒者，急灸（音九）百會穴（百會在頭頂正中。取之之法，用線量前後髮際及兩耳尖，折中乃是穴也），兼服金液丹。凡此貴在辨之於早，而急為溫補之，始克有濟。倘稍涉遲疑，則必致不救。慎之慎之。宜兼詳虛論。

一傷風發搐

凡小兒身熱脈浮。口中氣熱。呵欠頓悶。手足搐搦者。此因傷風而得之。宜大青膏或人參羌活散之類主之。若搐而肢體倦怠。口氣不熱。則屬虛矣。宜異功散以補脾。鈎藤飲以制肝。則搐自止矣。若月內小兒搐而鼻塞。亦屬風邪所傷。宜用葱白七莖。生薑一片。細擂攤紙上。合置大人掌中令熱。急貼顖門。案方書，頂中央旋毛中為百會，百會前一寸為前頂，百會前三寸即顖門。少頃即搐止而鼻亦利矣。尋常小兒傷風亦可用之。愈後取去。仍當以綿胭脂一片。週圍以熱麵糊護之以蔽大人口鼻之氣爲善。

一傷食發搐

凡小兒飲食過度。致傷脾胃。嘔吐多睡。不思乳食。忽然而搐者。此因傷食得之。宜消食丸。若食旣消而前症仍作。或見虛象者。此脾土傷而肝木乘之也。宜六君子加鈎藤勾以健脾平肝。愼勿肆用消導而致變壞症也。

一潮熱發搐

小兒潮熱發搐。謂因潮熱不已。血虛筋急而發搐也。所謂潮熱者。謂時間發熱。過時卽退。來日依時而發。如江海之潮汐而因或愆期也原其所自由於因熱而致搐不由驚嚇而致病若妄作荒誕之驚風施治則大誤矣主治之法要不外乎虛實寒熱四者而已假如病因於脾其候則身體壯熱目上視手足動搖口生熱涎頸項强急當用地黃丸以補腎瀉青丸以治脾若兼作渴飲冷便結屬肝膽經虛熱用柴芍參苓散若更兼自汗盜汗屬肝膽經血虛用地黃丸若口吻流涎屬肝木剋脾土用六君子湯主之假如病因於心其候則心惕目上視白睛赤牙關緊急口內涎生或渴而飲水手足動搖

當用導赤散以治心。地黃丸以補腎。若渴而飲湯。體倦不乳。屬土虛木旺。用六君子地黃丸主之。假如病因於肺。其候則不甚搐而喘。目微斜視。身熱如火。睡露睛。手足冷。大便淡黃水。當用益黃散以補脾。瀉青丸以治肝。導赤散以治心。若身體微熱。屬脾肺虛熱。用異功散。若喘瀉不食。手足逆冷。屬脾肺虛寒。用六君子加炮薑木香。若久病而元氣虛者。用六君子地黃丸主之。假如病因於腎。其候則不甚搐而臥不穩。身體溫壯。目睛緊斜。喉中有痰。大便銀褐色。乳食不消。多睡不省。當用益黃散以補脾，導赤散以治心。若吐瀉不乳，厥冷多睡，屬寒水侮土，用益黃散；不應者，用六君子加薑桂主之。大都治搐之法，皆當以固脾肺之氣爲先，蓋土旺金生，則肝木有制，不來乘脾，其搐自止。治者審焉，宜兼詳虛實二論。

一　將見痘疹發搐

凡小兒於將見痘疹之時，必先發熱，熱甚則陰分受傷，或心移熱於肝，以致風火相搏，而見手足搐搦，口眼歪斜者，亦常有之。經云：諸風掉眩，皆屬於肝。又云：諸痛痒瘡皆屬於心蓋心主熱熱甚則肺經受尅不能制伏肝木熱則生風風火相搏神氣不安故驚惕而發搐也苟或妄以驚藥治之則心寒而肌歛毒必內陷害可勝言哉主治之法當察其所屬而調劑之如發熱無汗表邪甚而搐者柴歸飲或惺惺散之類主之煩渴飲冷裏熱甚而搐者導赤散或辰砂六一散之類主之肝膽熱甚大便秘結煩躁而搐者瀉青丸主之熱甚見血而搐者犀角地黃湯主之風熱既退則痘隨出而搐自止矣然此皆治實之法此外有因稟賦素虛心脾不足而搐者

但當以面色青白神氣怯弱爲辨。宜七福飲或養心湯，
或王氏氣煎加棗仁主之。

一太陽病變痙

仲景先生云身熱足寒。頸項强急惡寒時頭熱面赤目
脈赤獨頭面搖卒口噤背反張者痙病也。發熱無汗反
惡寒者名剛痙發熱汗出不惡寒者名柔痙。又曰。太陽
病發汗過多因致痙。小兒肌膚嫩薄腠理不密。血液未
充易於感冒。往往初傳太陽一經。便覺身强多汗。筋脈
牽動人事昏沈。是即變痙症也。良由熱甚傷陰汗多傷

液。血氣內虛。筋失所養。以致此耳。主治之法。若初病便痙。表邪未解。陰虛無汗身熱者。宜人參羌活散。或三柴胡飲。或四柴胡飲之類主之。若因汗出太多。或過事表散。陽氣虛甚者。宜參附湯。參歸湯。人參建中湯之類主之。若汗出兼火。脈見洪滑。證見煩躁。或痰熱甚者。用丹溪人參竹瀝之法主之。若身微熱。脈不緊數。此表邪已隨汗解。不必再用發散。只宜專顧正氣爲要。宜五福飲之類主之。若大虛而脈見沈細陰勝者。宜大營煎。大補元煎。十全大補湯之類主之。其次有以誤下傷陰。或泄瀉過度。或濕症誤汗。或瘡家誤汗。或亡血過多。或婦人產後。或傷暑。或中風之類。種種不一。皆能致痙。奈何世醫不明此理。以小兒太陽初病變痙。而謬名之曰急驚風。以汗下過度。神氣微弱。口開眼張。而名之曰慢驚風。以婦人產後血虛發痙。而名之曰產後驚風。以損傷亡血過多變痙。而名之曰破傷風。以暑傷正氣。汗多厥逆。而名之曰暑驚風。以及體虛非風之類。不知皆屬極虛之症。動以驚風爲名。輒投開關鎮墜之品。致使眞氣益虛。邪反內陷。死亡相繼。何生民之不幸。若此其甚也。業幼科者，毋得以頭搖口噤，反張搐搦，便妄作驚風施治，以致誤人不救也。

一天釣內釣

天釣之狀，發時頭目仰視，驚悸壯熱，兩目反張，淚出不流，手足搐掣，不時悲笑，如鬼祟所附，甚者爪甲皆青，由乳母厚味積熱，貽兒爲患，或外感風邪所致，宜內服釣藤飲，外用雙金散吹鼻。至於內釣，其狀則腹痛多喘，唇黑囊腫，傴僂反張，眼尾赤色，或內臟抽掣，作痛狂叫，或泄瀉縮脚，亦由乳母起居不慎，或爲寒氣所乘而致，宜釣藤飲。五味異功散。加乾薑木香。甚者宜加肉桂。進乳食者可治。若因乳母鬱怒傷肝。宜兼治其母。宜用逍遙散加熟地。或加味歸脾湯。俱加漏蘆。子母同服。

一　癇症

小兒癇症。多因稟受先天不足。或因娠母七情所傷。傳兒爲患。發之之狀。其候則神氣怫鬱。眼瞪面目牽引。口噤涎流。肚腹膨脹。手足搐掣。或項背反張。或腰脊强直。或仆（音赴）地作聲。醒時吐沫。但當以四體柔弱。發而時醒者。是即癇症也。第五臟不同。治法各異。陰陽有別。難易殊逆。宜詳言之。假如面赤目瞪。吐舌嚙脣心煩氣短其聲如羊者。此心癇也。宜養心湯妙香散主之。假如面青脣青。兩眼上竄。手足攣掣反折。其聲如犬者。此肝癇也。宜地黃丸主之。若搐而有力宜柴胡清肝散主之。假如面黑目振口吐涎沫。形體如尸。其聲如猪者。此腎癇也。宜地黃丸大劑煎湯主之。假如面如枯骨。目白反視驚跳反折。搖頭吐沫。其聲如雞者。此肺癇也。宜補肺散主之。若面色萎黃。土不生金也。宜異功散主之。若面赤色陰火上衝於肺也。宜地黃丸主之。假如面色萎黃。目直腹滿。四肢不收。其聲如牛者。此脾痫也。宜異功散主之。若面青瀉利。飲食少思。木來乘土也。宜六君子加木香柴胡主之。以上五臟所屬。主治之大法也。至若陰陽難易則以發熱抽掣。仰臥面色光澤。脈浮者爲陽易治。若身冷不搐。覆臥面色黯黑。脈沉者爲陰難治。要皆元氣不足之症也。通宜用紫河車研膏。加人參當歸末。糯米粥餬丸。多服取愈。若妄用祛風化痰剋伐之劑。或初發時誤作驚風施治者。必死。大凡小兒平日。宜察其耳後高骨間。若有青脈紋者。宜即抓破出血。可免斯患。此外又有因汗出當風。或脫換衣服。風邪乘虛暗襲致見目青面紅。迷悶搐掣涎潮屈指。如計數者。名曰風癎。宜先用消風丸少少與之。繼即用補中益氣湯。兼六味地黃丸或八珍湯之類主之。兼宜服紫河車丸。又有因傷食過甚以致噯吐酸氣。發搐。大便酸臭者名曰食癎。即俗所謂食厥者是也。宜詳傷食發搐條。茲不再贅。

右凡十條。其候雖各有不同。而其搐搦之狀似與世之所謂驚風者相彷彿。其實病各不同。主治亦互異。眞不啻有霄壤之別。冰炭之分焉。究其相沿。概謂驚風之說由於不細心探討前人之書。但概謂之驚風。則其法爲較通俗而易耳。殊不知此門一開。遂令天下業幼科者。只抱數方。便爲神術。或更獨標其名曰。驚科。大可歎也。吾今而立是說。非發前人所未發。實啟後來之大覺耳。吾於操縵者。有厚望焉。

附方

獨參湯　治諸氣虛氣脫及反胃嘔吐喘促粥湯入胃即吐凡諸虛症垂危者。

人參二兩如無力之家以上好黨參代之

用水一升煮取四合乘熱頓服日再進之兼以人參煮粥食之尤妙

茯神湯　治膽氣虛寒頭痛目眩心神恐懼或是驚癎

人參　黃芪炒　棗仁炒　熟地　白芍炒　柏子仁炒

五味子　茯神各一兩　桂心　甘草炒各五錢

右爲末每服一二三錢水煎。

辰砂抱龍丸　此藥利驚疎風豁痰清熱并治傷寒傷風咳嗽生痰喘急昏沈發熱鼻流清涕或風暑熱症睡中驚掣痧疹癍瘡胎風胎驚胎熱等症邪氣實者

天竺黃四錢須要辨白者　牛膽星一兩　硃砂四錢一半爲衣　天麻五錢　雄黃秋冬三錢春夏二錢減半　麝香三分痘疹中不用　防風三錢　甘草三錢

右爲細末蜜丸芡實大雪水糊丸尤佳薑湯或薄荷湯磨服。痘疹時行加天花粉四錢同藥糊丸。

東垣黃芪湯　治驚論外物驚宜鎮心以黃連安神丸

若氣動所驚宜寒水石安神丸。大忌防風丸。治風辛溫之藥必殺人。何也。辛散浮溫熱者。火也。能令母實。助風之氣盛。皆殺人也。因驚而泄青色。先鎮肝以硃砂之類。勿用寒涼之氣。大禁涼驚丸。風木旺。必克脾胃。當先實其土。後瀉其木。閻孝忠編集錢氏方。以益黃補土。誤矣。其藥有丁香辛熱助火。火旺土愈虛矣。青橘皮瀉肺金。丁香辛熱。大瀉肺與大腸。脾實當瀉子。今脾胃虛。反更瀉子而助火。重虛其土。殺人無疑矣。其風木旺證。右關脈洪大。掌中熱。腹皮熱。豈可以助火瀉金。如寒水來乘脾土。其病嘔吐腹痛。瀉痢青白。益黃散聖藥也。今立一方。先瀉火補金。大補其土。是爲神治之法。

黃芪二錢　人參一錢　甘草炙五分

右㕮咀作一服。水一大盞。煎至半盞。去渣。食遠服。加白芍藥尤妙。　此三味皆甘溫能補元氣。甘能瀉火。內經云。熱淫於內。以甘瀉之。以酸收之。白芍藥酸寒。寒能瀉火。酸味能瀉肝。而大補肺金。所補得金土之位大旺。火虛。風木何由而來尅土。然後瀉風之邪。

金液丹　舊方主病甚多，大抵治氣羸（音雷）凡久疾虛困久吐利不差老人臟秘傷寒脈微陰厥之類皆氣羸所致服此多差大人數十丸至百丸小兒以意裁度多少皆粥飲下羸甚者化灌下小兒久吐利垂困藥乳皆不入委頓待盡者併與數十丸往往自死得生少與即無益嘗親見小兒吐利已極已氣絕棄諸地知其不救試謾與服之復活者數人。

硫黃十兩

右取精瑩者研碎入罐子及八分為度不可滿外用

益母草。同井泥搗，固濟罐外，約厚半寸。置平地，以瓦片覆罐口。四面炭五斤，擁定，以熟火一斤，自上燃之。候罐子九分赤，口縫有碧烟，急退火，以潤灰三斗覆至冷，剖罐取藥，削去沈底滓濁，准前再煅，通五煅爲足，急用可三煅止。藥如熟雞卵氣，取并罐埋潤地一夜，又以水煮半日，取藥，柳木槌研細，滴水，候揚之無滓，更研令乾，每藥一兩，用蒸餅一兩，湯釋化，同搗丸之，暴乾，密貯聽用。

大青膏　治傷風痰熱發搐。

天麻　青黛各一錢　白附子煨　烏蛇酒浸去肉焙　蝎尾各五分

天竺黃　麝香各一字（字者古法用一字者以藥堆滿錢上之一字也用二字者同亦有只用半字者）

右為末。生蜜丸豆大。每用半粒。薄荷湯化下。

人參羌活散。　治傷風驚熱。

人參　羌活　川芎　白茯苓　柴胡　前胡

獨活　桔梗　枳殼　地骨皮　天麻等分　甘草半炙減

右用生薑薄荷水煎。治驚熱加蟬退。

鈎籐飲　治天鈎潮熱。

鈎籐　人參　犀角屑各半兩　全蝎　天麻各二分　甘草半分

右為末。每服一錢。水煎。

消食丸 治乳食過多。胃氣不能消化。

砂仁 陳皮 神麯炒 麥芽炒 三稜 蓬朮各半兩

香附炒一兩

右為末。神麯糊丸麻子大。量兒大小。每服數丸。白湯送下。

柴芍參苓散 治肝膽經分患天疱瘡。或熱毒瘰癧之類。

柴胡 白芍 人參 白朮炒 茯苓 陳皮

當歸 丹皮 山梔炒 甘草各三分

右每服二錢，水煎。

柴歸飲 治痘瘡初起，發熱未退，無論是痘是邪，疑似之間，均宜用此平和養營之劑，以爲先著。有毒者可托，有邪者可散，實者不致助邪，虛者不致損氣。凡陽明實熱邪盛者，宜升麻葛根湯。如無實邪，則悉宜用此，增減主之。

當歸二三錢 白芍或生或炒一錢五分 柴胡一錢或一錢半 荆芥穗一錢

甘草炙七分或一錢

水一鍾半煎服。或加生薑三片。血熱者。加生地。陰虛者加熟地。氣虛脈弱者加人參。虛寒者加炮薑肉桂火盛者加黃芩。熱渴者加乾葛。腹痛者加木香砂仁。嘔惡者加炮薑陳皮。若治痲疹。或以荆芥易乾葛。陰寒盛而邪不能解者。加麻黃桂枝。

辰砂六一散　解煩熱。止渴。利小水。

粉甘草一兩　桂府滑石六兩　硃砂三錢

右為極細末。量兒大小。每服一二三錢。開水調下。

犀角地黃湯　治勞心動火。熱入血室。吐血衄血發狂發黃。及小兒瘡疸血熱等症。

生地四錢 白芍 丹皮 犀角鎊各一錢五分。如欲取汗退熱，必用尖生磨擦入和服，方妙。

右水一鍾半。煎八分服。或入桃仁去皮尖七粒同煎，以治血症。

七福飲 治氣血俱虛。而心脾爲甚者。

人參隨宜 熟地隨宜 當歸三錢 白朮炒一錢五分 甘草炙一錢 棗仁二錢 遠志製三五分

右水二鍾。煎七分。食遠溫服。或加生薑三五片。

養心湯 治心血虛怯，驚癇或驚悸怔忡，盜汗無寐，發熱煩躁。

人參　黃芪　遠志　當歸　川芎　棗仁

五味子　肉桂　柏子仁　白茯苓　茯神

半夏麯一錢　甘草炙四錢

右每服二三錢，薑棗水煎。

六氣煎　治痘瘡氣虛，癢塌倒陷，寒戰咬牙。並治男婦

陽氣虛寒等症。

黃芪炙　肉桂　人參　白朮炒　當歸　甘草炙

右分量隨宜，水煎，加減照六物煎法，詳見痘論六物

煎下。

三柴胡飲。　凡素稟陰分不足。或肝經血少而偶感風寒者。或感邪不深。可兼補而散者。或病後產後感冒。有不得不從解散。而血氣虛弱。不能外達者。宜此主之。

柴胡三錢　白芍一錢半　甘草一錢炙　陳皮一錢　生薑三片　當歸二錢

右水一鍾半。煎七分溫服。如微寒咳嘔者。加半夏一二錢。塘泄者。以當歸易熟地。

參附湯　治眞陽不足。上氣喘急。呃逆自汗。臍腹疼痛手足厥冷。嘔惡不食自汗盜汗。氣短頭暈等症。

人參　製附子須參倍於附或等分不拘五錢或一兩酌宜

薑水煎服。

參歸湯　治心虛血熱自汗盜汗一名團參散一名人參湯

人參　當歸等分

右爲末每服二錢。用雄猪心一箇切三片以一片煎湯調服。

人參建中湯　治虛勞自汗。

甘草炙　桂枝　生薑各三兩　大棗十二枚　白芍六兩　膠飴一升即麥芽糖

人參二兩

右水七升。煮取三升去滓。入膠飴。更上微火消解。溫服一升。日三服。此漢時分量權量與今時不同。酌宜用之可也。嘔家不可用建中湯。以甜故也。

丹溪人參竹瀝之法　丹溪云。痙比癇爲虛。宜帶補。多是氣虛有火兼痰。用人參竹瀝治之。不用兼風藥。

人參　竹瀝

右將人參煎湯。入竹瀝和服。

五福飲　治五臟氣血虧損者。此能兼治之。足稱王道之最。

人參（主心）熟地（主腎俱隨宜用）當歸（主肝二三錢）白朮（主脾炒一錢半）甘草（主脾炙一錢）

水二鍾煎七分溫服。或加生薑三五片。凡治氣血俱虛等證。以此為主。或宜溫者加薑附。宜散者加升麻柴葛。左右逢源。無不可也。

大營煎　治眞陰精血虧損。及婦人經遲血少。腰膝筋骨疼痛。或氣血虛寒。心腹疼痛等症

當歸（二三錢或五錢）熟地（三五七錢）枸杞（二錢）甘草（炙一二錢）杜仲（二錢）牛膝（一錢五分）

肉桂（一二錢）

水二鍾，煎七分，食遠温服。如寒滯在經，氣血不能流通，筋骨疼痛之甚者，必加製附子一二錢方效。如帶濁腹痛者，加破故紙一錢炒用。如氣虛者，加人參、白术。中氣虛寒嘔惡者，加炒焦乾薑一二錢。

大補元煎　治男婦氣血大壞，精神失守，危劇等症。此回天贊化，救本培元第一要方。

人參（補氣補陽以此爲主，少則用一二錢，多則用一二兩）　熟地（補精補陰以此爲主，少則用二三錢，多則用二三兩）　山藥（炒，二錢）

杜仲（二錢）　當歸（二三錢，若泄瀉者去之）　山茱萸（一錢，如畏酸吞酸者去之）　枸杞（二三錢）　甘草（炙，一二錢）

水二鍾，煎七分，食遠温服。如元陽不足多寒者，加附于肉桂炮薑之類。隨宜用之。如氣分偏虛者加黃芪白朮。如胃口多滯者不必加。如血滯者加川芎。去山萸。如滑泄者加五味破故紙之屬。

十全大補湯。　治氣血俱虛。惡寒發熱。自汗盜汗。肢體困倦。眩暈驚悸。晡熱作渴。遺精白濁。二便見血。小便短少。便泄閉結。喘咳下墜等症。

人參　白朮炒　茯苓　甘草炙減半　熟地黃　當歸

白芍藥減半　川芎照芍藥減半　黃芪炙　肉桂錢許

右水煎溫服。

雙金散　治天釣目久不下。

蜈蚣一箇，去頭足尾，用眞酥塗抹，慢火炙黃，置砧子上，面南立，用竹刀子當脊縫中亭利作兩半箇。左邊者入一貼子內，寫左字；右邊者亦入一貼子內，寫右字。不得交錯，錯卽大誤矣。愼之愼之。麝香一錢，細研。先將左邊者同於乳鉢內研作細末，却入在左字貼內收起。別用乳鉢將右邊字者入麝香同研極細，却入右字貼內收，不得相犯。每有病者，眼睛釣上，止見白睛，兼角弓反張，更不能出聲者，用細葦筒子，取左字貼內藥少許，吹入左邊鼻裏，右亦如之。用藥不可多。若眼未全下，更添些少。以意量度，其眼隨手便下卽止。

逍遙散　治肝脾血虛及鬱怒傷肝，少血目暗，發熱脇痛等症。

當歸　白芍　白朮炒　茯苓　甘草炙　柴胡各等分

右加煨薑薄荷少許。水煎。

加味歸脾湯　治脾經血虛發熱等症。

人參　黃芪炙　白朮炒　茯苓　棗仁各二錢　遠志

當歸各一錢　木香　甘草各五分　柴胡　山梔各一錢

水二鍾加圓眼肉七枚煎七分溫服。

妙香散　治心氣不足。驚癇或精神恍惚。虛煩少寐盜

汗等症

辰砂三錢 麝香一錢 木香煨二錢五分 茯苓 山藥 茯神

遠志 黃芪各一兩 桔梗 甘草 人參各五錢

右爲極細末每服一錢溫酒或白湯調服。

補肺散 治肺虛惡心喘急久患咳嗽有痰。

阿膠一兩五錢炒 鼠粘子炒 馬兜鈴各五錢 杏仁七粒 糯米一兩

甘草三錢

右每服二三錢水煎。

紫河車丸 治癲癇。

紫河車肥大者一具 人參 當歸二味酌用爲末

右將河車生研爛入二藥加糯米粥少許搗丸桐子大每服五七十丸日進三服人乳化下凡先天不足後天虧敗者俱可隨宜增用藥物照此製服無不可也或將河車用酒頓熟亦佳

消風丸　治風癇先宜此藥

膽星二錢　羌活　獨活　防風　天麻　人參　荊芥　川芎　細辛各一錢

右為末蜜丸桐子大每服一丸薄荷紫蘇湯調化下

祕旨安神丸方見熱論

導赤散方見實論

四君子湯方見熱論

五味異功散方見熱論

六君子湯方見寒論

附子理陰煎方見寒論

六味回陽飲方見寒論

胃關煎方見寒論

異功散即五味異功散方見熱論

地黃丸方見熱論

瀉青丸　方見實論

益黃散　方見寒論

惺惺散　方見表論

四柴胡飲　方見實論

柴胡清肝散　方見熱論

補中益氣湯　方見虛論

八珍湯　方見虛論

兒科醒卷之十

華陽山人閱定

芝嶼樵客著

不可餓論第十

內經云。人之所受氣者。穀也。穀之所注者。胃也。胃者。水穀氣血之海也。又曰。人以水穀爲本。故人絕水穀則死。又曰。人受氣于穀。穀入于胃。以傳于肺。五臟六腑。皆以受氣。又曰。眞氣者。所受于天。與穀氣并而克身也。又曰。穀不入半日則氣衰。一日則氣少矣。又曰。營氣之道。納穀爲寶。又曰。脾者。倉廩之官。胃者。水穀之海。六腑之大源也。又曰。五臟皆稟氣于胃。胃者。五臟之本也。又曰。有胃氣則生。無胃氣則死。李士材曰。嬰兒既生。一日不再食則飢。七日不食。則腸胃涸（音鶴渴也）絕而死。經云。安穀則昌。絕穀則亡。猶兵家之餉道也。餉道一絕。萬衆立散。胃氣一敗。百藥難施。一有此身。必資穀氣。顧飲食之於人。不綦（音忌）重歟。豈知近日醫流。毋論大人小兒。凡遇發熱。不分表裏虛實。便一概禁絕其飲食。而惟揚屬爲尤甚。至有餓不死傷寒之說。愚夫愚婦習焉不察。至死不悟。嗟乎。胃氣者。元氣也。飲食者。人之所賴以生者也。人非飲食。何以生乎。且夫風寒外感、未曾傳裏之時。其邪在表。裏本無病、其人自能食。若表不解。邪傳入裏、其人自不能食。方其在表能食之時。醫者妄絕其飲食是先絕其胃氣也。胃氣一傷。則諸臟無所禀氣而皆傷矣。諸臟之氣皆傷。則正不勝邪。正不勝邪、則無以捍禦外侮。勢必邪氣乘虛內陷。而直入堂奧矣。若曰風寒宜餓。試問仲景先生傷寒論第一條風傷衛、服桂枝湯後令人歠（音綴）熱稀粥一升餘。以助藥力。穀氣內充。則邪不能入。且俾胃中陽氣鼓動。邪自作汗而解者、爲何說也。况汗生於陰。非飲食無以生陰長陽。所宜禁者。生冷粘滑肉麪五辛。酒酪（音洛）臭惡等物耳。此或因從前病家。不耐甘淡。仍食粘滑肉麪之物。醫者不免有勿多食之戒。愚者聞之。錯會其說。遂至承譌襲謬。詒害至今。殺人無已。在大人或可自知飢甚難支。猶可追呼索食。在小兒則口不能言。任人佈置。勢必輕病變重。輾轉呻吟。不至餓死不止。傷心慘目。莫此爲甚。間有愈者。亦必羸弱不堪。致使壯者怯而弱者夭。孫眞人云。小兒有病宜單乳不哺。足可證令人清餓之謬。歷覽名家所著之書。亦從未有餓之一字。蓋人之既長。全資穀氣以爲生。嬰孺之時。必賴乳飲以爲命。吾今與醫家病家約。凡於外感之症。毋論大人小兒。若其能食者。不必禁其食。不能食者。當思所以食之。要之能食之病。其病必不死。雖弗藥可也。不能食之病。除傷食惡食外。醫者務求其所以而治之。俾其能食。則其病亦自愈。有志於生命者。愼毋以習俗相沿。亦蹈餓人之弊也。吾特於此諄諄而詳戒之。

兒科醒卷之十一

華陽山人閱定　　芝嶼樵客著

治痘論第十一

痘瘡一證，由先天伏毒，觸後天時行之氣而後發。在上古民物貞淳，並無所謂痘瘡之說。至于後世，乃至人人不免，爲嬰兒生死一大關頭。雖曰天地之氣運使然，要亦人事之不古耳。其候有三，曰順險逆。辨之有四，曰寒熱虛實。蓋順症可不必治自愈，逆症難治難愈，所宜治者，惟險症而已。所謂險症者，或由天時不正，或因稟賦素虛。或兼外感。或挾內傷。或將護失宜。或服藥謬妄。率皆人事之不齊。非痘瘡之自爲險逆也。嘗見近日幼科。動稱火毒。大黃石膏之屬。率意輕投。致使脾胃生氣大傷。勢必毒氣乘虛內陷。寃乎寃乎。此非醫爲之乎。且夫痘瘡見點之後。毒氣悉已發越在表。最忌攻裏。前人戒妄汗妄下。已不勝諄切詳盡。何後人之憒憒也。主治之法。辨列於後。宜詳觀之。然欲無險逆而求萬全。莫如種痘。附種痘說。

表虛見證主治之法

表虛之脉。初發熱時。其熱必微。或惡寒。身振振搖動。如瘧之狀。宜柴葛桂枝湯加黃芪主之。或寒熱往來。四肢厥冷。面色青白。或多汗惡風。或怠惰嗜卧。脈必浮細而弱。宜溫中益氣湯。參芪內托散。或十宣散之類主之。若初見點便作癢者。宜六氣煎加川芎白芷防風荆芥。或十宣散之類主之。若表虛不能約束毒氣。以致一齊湧出。顆粒細碎者。實表解毒湯主之。若表虛無力托送。以致痘出不快者。實表解毒湯。十宣散保元湯之類主之。若已見齊。而痘色灰白。頂陷。或伏陷。或不起發。不光澤或色嫩皮薄，或癢塌，或如水泡，或摸不礙手，或根窠（音科）不紅，或倒靨，或不能結痂者，脈必細數無力，悉是表虛之候，宜保元湯、十全大補湯、六氣煎之類主之。若已成漿，不因吐瀉而忽見寒戰者，表虛甚也，養衛化毒湯主之。

表實見證主治之法

表實之狀，初熱之時，壯熱無汗，惡寒頭疼，身痛，脈浮緊數，如在冬月，寒勝之時，宜人參敗毒散主之。如時令暄熱，宜升麻葛根湯主之。如不寒不熱，天氣溫和之時，宜柴歸飲主之。然此皆為表實者宜之設，或稟賦素虛，或表邪不甚。或肢體潮潤。或已見點。雖升麻葛根湯亦不宜用。劉敗毒散乎。倘誤表之。必致潰爛之變。其次若面赤。唇紫。眼紅鼻塞。皮焦膚赤。手足熱甚者。宜搜毒煎。或加柴胡。或柴歸飲主之。若已見點。而痘色紅紫。焮腫疼痛。或皮厚而硬。或癰腫瘡疔。脈見浮洪滑實。裏氣亦實者。四味消毒飲。鼠粘子湯之類主之。若已見點。而身熱不退者。宜滋營氣。芎歸湯主之。不得肆用表散。蓋妄汗能致癍爛也。慎之慎之。若已見點。而偶為風寒所感。痘出不快。身熱加增者。此又宜微表之也。柴歸飲主之。

表寒見證主治之法

表寒之狀，不起發，不紅活，根窠没白，宜保元湯、六物煎、參芪內托散之類，少加酒同煎主之。若已起發而身涼癢塌，倒陷乾枯者，宜保元湯、六氣煎、十全大補湯之類，作大劑，亦少加酒煎主之。不應者，加鹿茸附子。

表熱見證主治之法

表熱之狀，肌膚大熱，氣麤喘滿，煩躁狂言，宜羌活散鬱湯、柴歸飲之類主之。若身外熱甚而脣潤不渴，目無赤脈，大小便調，身雖大熱，但熇熇然，柴歸飲主之。若已出

而根窠紅紫。宜四物湯。涼血養營煎之類主之。若已見

點。而頂赤發癍。涼血養營煎。犀角散之類主之。若頭面

紅腫。紫黑焦枯。紫草快癍湯。涼血養營煎。六味地黄湯

之類主之。若夾癍夾疹。眼紅脣裂。涼血養營煎主之。

裏虚見證主治之法

裏虚之狀。或因先病吐瀉。或因誤服寒涼之劑。或痘瘡

已出未出之間。而爲吐瀉嘔惡。精神倦怠。喜熱飲食者。

宜六君子湯。五君子煎。理中湯。參薑飲之類主之。若少

食。或不思食。或食亦不化。此脾胃之氣虚也。宜五味異

功散、四君子湯之類主之。若二便清利，或溏泄不渴，或氣促聲微，或神昏多睡，或腹膨噯氣吞酸，脈見弱而無力者，宜人參理中湯、保元湯、六氣煎之類主之。若痘未出發熱之初，而見吐瀉一二次即止者，其痘出必輕，不必治之。此又不可不知也。要之痘瘡全賴裏氣完固，若裏氣虛損，則生機息矣。喜用石膏、大黃者，吾誠不知其爲何心也。

裏實見證主治之法

裏實之脉，二便祕結，胸膈脹滿，作渴喜冷，或脣燥咽乾口瘡舌黑。脈見沉數有力。痘形未見之時。宜微下之。四順清凉飲。當歸丸之類。少少與之。若肢體熱甚。柴胡飲子。若煩躁驚狂。聲高譫語。脈見洪滑者。辰砂六一散。退火丹。導赤散之類主之。若痘已隱隱見於皮膚之間。此痘已發越在表。若裏症果急。宜微通其二便。斷不可過用攻裏之劑也。若妄下之。必致裏虛而變內陷矣。慎之慎之。要之近日屬實之症不多。若妄用之。則大誤矣。且痘瘡最喜裏氣完實。自必能食。雖兼他症。以末治之可也。

裏寒見證主治之法

裏寒之狀。大小便利。面青目白。或因臟腑素虛。或因誤服涼藥。而見瘡白神倦。吐瀉嘔惡。氣促肢冷。或腹脹腹痛。以致痘出不快。或已出而陷伏倒靨者。宜六氣煎。九味異功煎。十二味異功散之類主之。若已見齊。或行漿之際。爲涼藥所誤。以致吐瀉寒戰。齩牙者。木香散。十二味異功散之類主之。然此二方。温則有餘。補則不足。不若用九味異功煎。爲最妙。若因誤食生冷。而致腹脹腹痛。或吐瀉者。理中湯。加肉桂木香。或四君子加乾薑木香之類主之。若胃氣虛寒，腹痛喜按者，黃芪建中湯主之。若脾腎虛寒，小腹作痛，瀉利不止者，胃關煎主之。大抵裏寒之症，必由誤服寒凉攻伐之劑所致。奈何近日幼科，胸中毫無的確明見，麤淺浮躁，肆用寒凉，致令小兒陽氣受傷，裏虛變逆，死者多矣。深堪哀憫，有人心者其亦知所以自省矣。

裏熱見症主治之法

裏熱之症，煩躁狂言，口乾大渴，內熱自汗，小便赤澀，大便祕結，脈見沈數有力，宜退火丹、四順清凉飲之類主之。若衄血。元參地黃湯。加陳墨汁主之。溺血。大分清飲主之。若已出未出之際。衄血或溺血者。並宜犀角地黃湯主之。血止後。即宜用調元湯主之。或少加木通。若初見發熱。便覺大渴。脣焦舌燥者。宜葛根解毒湯主之。若火迫庚金。而協熱作瀉者。必其脈見洪數。身有大熱。口有大渴。喜冷惡熱。煩躁多汗。中滿氣麤。痘色焮腫紅紫口鼻熱赤。小水泄痛。稟賦素實者。宜黃芩湯主之。然此症不多。斷不可以此湯誤治虛寒泄瀉也。慎之慎之。又或已未見點之時。咽腫喉痛者。甘桔湯加牛蒡主之。若已見齊起脹灌漿之時。而見喉痛者。此因喉內有痘作痛。收靨時自愈。不必治之。若痘已出齊。而脾肺有熱作渴喜冷者。宜人參麥門冬散主之。若痘出而夾癍夾疹。煩躁大渴。妄言妄見。雙解散主之。以上皆當與各條參看。果屬裏熱。始無貽誤。倘稍涉疑似。則害人不淺矣。慎之慎之。

順逆

身無大熱。痘脚稀疎。根窠紅綻。不瀉不渴。乳食不減。四肢温和。聲音清亮。精神如常。脈象和緩。此屬順症。不須服藥自愈。至若逆症，咳嗽聲啞，飲食拴喉，一惡也；腹脹氣促，悶亂不寧，二惡也；渴瀉不止，齩牙寒戰，三惡也；瘡嫩易破，癢塌不止，四惡也；紫黑灰色，頂陷喘渴，五惡也。若按上法急爲救療，十中尚可全活八九。愼勿以其惡遂棄而不治也。此外尚有輕變爲重，所犯者七：一不忌口味，生冷滑膩，致令脾胃受傷；二先曾泄瀉，裏虛不能托毒出外；三過服表藥，或不避風寒，致損表氣；四餌涼藥，及妄用攻裏之劑，致令裏氣虛寒，毒氣不能發出；五穢氣所觸，詳見種痘說內。蓋血氣聞香則順，聞臭則逆。

順則易出易靨。逆則難愈。六、生八輒至。及僧尼孝服。七、犯房室。又重變爲輕。反凶爲吉。所慎者五。一、謹避風寒。二、身常和暖。寒則添衣。熱則減去。務得中和。毋令太過不及。三、節飲食。大忌西瓜柿橘菱角水蜜等冷物。恐內傷胃氣。及肥肉油膩滑腸作瀉。酸鹹作渴。酒葱蒜魚羊腥物作痒。務使脾胃充實。則痘瘡易出易靨也。四、大便稠。飲食調和。不致泄瀉。一日二日一次爲調。日行二三爲利。宜急用甘溫補脾藥。若值灌漿之時。雖三四日不行。不得誤以爲祕。五、按法調理。補氣血。顧脾胃。避風寒節飲食。毋妄汗毋妄下。斯皆可以轉重就輕。返道爲順。庶幾不致變輕爲重矣。

戒妄汗妄下

人之一身。本乎氣血。氣爲衛。血爲榮。氣陽而血陰也。陽主動。所以暢沖隧道運動樞機者也。陰主靜。所以充溢臟腑灌溉週身者也。然其所重。則又在乎脾胃。是故脾胃者。五臟六腑生化之大源也。經云。人之所受氣者。穀也。穀之所注者。胃也。胃者水穀氣血之海也。至於痘瘡。則全資氣血。但得氣血充暢則易出易收。氣血不足。則變症百出。故始出之際，賴氣血以載毒外出，繼則因氣血以起脹灌漿，終之以結靨落痂，莫非氣血爲之運化。倘氣血稍虛，脾胃一損，則生機息而化源絶矣。奈何宋麟祥之痘疹正宗，誤用寒凉攻伐，致令愚盲幼科避諸大家之煩，貪痘疹正宗歸宗湯一方之易，遂至一時翕然用之，不分虛實寒熱，妄行攻下，以致陰陽脾胃之氣俱傷。變症因之蜂起，因而死者多矣。蓋妄汗傷陽，則凡氣發灌漿收靨之力，皆失所賴，勢必變爲癱爛音啞，皮薄癢塌，外剝而死。故前人於痘瘡見點之後，便禁用升麻葛根湯。恐發得表虛也。妄下傷陰。則凡臟腑化源。精神鎖鑰。飲食倉廩。皆爲所敗。是必變爲陷伏。不起發。不灌漿。灰白倒靨。手足逆冷。吐利。不食。寒戰齩牙。腹痛虛脹。內攻而死。故前人禁用大黃石膏枳殼生地鼠粘紫草芩連梔子之屬。恐攻得裏虛也。故錢氏曰。瘡疹惟用溫平藥治之。不可妄下及妄攻伐。良有以也。陳氏云。痘以太陰脾肺二經爲主。肺宜溫而脾宜燥。萬氏云。痘瘡始終以脾胃爲主。胃當養而脾當補。馬氏云。痘以少陰心經爲主。火不可太清。血不可太凉。三說皆是也。蓋脾

爲孤臟能灌四傍則四臟皆賴一臟以養之況脾屬土

而主肌肉若能化水穀成津液灌溉諸經令肌肉不枯

氣血得其助痘何難成但寒土不能生物必有陽氣薰

蒸於下而後能成發育也如草木之根在土而冬月何

以不生以眞陽之氣息也可見脾受水穀化生津液必

藉火氣始能成腐化之功所謂火能所土火乃土之母

也心爲君火能役相火主乎血脈若心火不息血不寒

癰自能與脾之津液相爲流通痘自紅潤而鮮艷所謂

血主濡之氣主呴之氣無血不走血無氣不行氣乃血

之府也。氣行血亦行。肺統一身之氣主乎皮毛。若肺氣充盈。自能與心之血脈相為週運。痘自尖圓而肥潤。是血氣充足。交會於前。脾生津液。助養於後。痘之成功。三臟缺一不可。若肝臟則無與焉。至於腎臟。如攻伐太過或經泄瀉。腎氣損傷。則痘瘡變黑。歸腎而死矣。薛氏曰。凡痘瘡在四五日之間死者。毒氣盛。真氣虛而不能起發也。六七日之間死者。元氣虛而不能灌膿也。旬日之外死者。邪氣去。脾胃敗。而元氣內脫也。治者但能決其死而不知其死必本於氣血虧損。苟能遡推其因而豫爲調補。豈斷無生理哉。蓋起發灌膿結痂。三者皆由脾胃榮養、不可妄投表下攻伐之劑。庶不誤人於夭札也。業幼科者。可不戒哉。請更言之。試問痘疹正宗。專以歸宗湯一方肆用寒凉攻伐。欲以應無窮之痘。有是理乎。不待明智之士自能覺其非矣。何幼科昧心喪良。故蹈其轍也。有力仁人。若能火其書。燬其板。使邪說息而正道行。則於嬰兒造福不淺矣。

痘後

痘瘡收靨落痂之後。其嬰兒氣血必虛。蓋自初熱傷陰以至出齊起發灌漿結靨落痂。莫非氣血之所爲。且或體虛痘密。遍體不留餘隙。果能一一衝托成實。則是週身氣血皆爲痘用。週身氣血皆爲痘用。則未有不耗傷者。氣血既皆爲痘耗傷。則凡於落痂之後。必宜加意培補。縱有他症。皆當以末治之。務令氣血得以充足復原。不致遺後日多疾之患。譬如以人搏虎。虎雖斃而人之氣力傷矣。人之氣力既傷。未有不需飲食酒肉以將息者。奈何近日俗習。不知此理。每於痘瘡。皆喜進清涼之劑。於落痂之後。亦妄用黃連梔子苦寒之屬。謬曰敗毒。

致使脾胃生氣大傷。飲食減少。尫(音汪)羸孱弱。卒難復原。或即變生他症。仍歸天亾。可勝浩歎。嗟乎。痘不成漿。由氣血不能運化。痘既成漿。毒氣已解。果使漿稠痂厚。則毒氣全解。痂落之後。尚何餘毒之可清。在稟賦壯實。血熱瘢紫者。或堪其謬。若瘢色紅淡。或雪白者。服之必死。婦人無知。庸醫謬習。沈迷痼結。禍世已深。僕思挽救。是以不惜諄復其詞。用以代鐸。以振世之聾聵云。

附種痘說

粤稽上古之世、民物貞淳、人心恬淡、並無所謂瘡痏一症者。迨至有唐以後、風俗澆漓。人情穿鑿。淫泆嗜好、醇酒高粱。六淫外干。七情內攝、臟腑鬱蒸。氣精滓濁。及至分形受質。兩情相感。一氣渾融。錯雜之邪。交相施濟。胚胎之始。毒即伏焉。既生之後。必待天地時行疫癘之氣。或挾外感內傷之邪。觸之斯發。乃至遞爲傳染。比戶皆然。爲嬰兒所必不能免。此父母遺毒之爲害也如此。加以近日醫無善術。用藥乖離。遂至險逆相尋。死亡略半。

此庸醫之爲害也。又如此。嗟乎，父母愛子之心何所不至。劬勞鞠育，惟疾之憂。一日爲庸醫所誤，呼救何能？甚且宗祀攸關，賴此一綫（音線）抑或貞嫠忍死守此藐孤。一遇差遲，含冤莫慘，眞令人言之痛心，聞之墮淚者也。幸至有宋有神人出，而立種痘一法，乘而無病之時而種之，其種出之痘少者不過數粒，多者不過數十粒而已。且不需服藥，誠挽回造化，避危就安，萬舉萬全之良法也。

本朝

高宗仁皇帝，仁被萬方，德邁千古，闡茲良法，方書未載。

恐日久湮沒失傳特於
御纂醫宗金鑑書內、編輯種痘心法要旨。仰見
仁慈恩深保赤者矣。第邇來能種之子。皆有力之家、單
寒之兒。猶然自出。豈不大負
國家及在昔神人之初念乎。原其所以屈於力有所不
能耳。今喜博愛堂諸君子、發心擇請種師。並佽（音刺）助衣食
賙（去声）爲貧家兒女種痘、洵慈幼之盛舉也。予甚樂焉、用是
特綴數語、並冀廣爲勸導。使人人皆能效法諸君子、於
以修福而廣

皇仁。端在是矣。功德豈有量哉。

一種痘原所以去險履平。避危就安而設。務宜用種出之痘。所落之痂作苗。其氣純正。無行天時毒外感內傷之邪。夾襍（音雜）於中。種出自然稀疎順吉。應時成功。決無從（疑）。或若夫時痂則斷不可用。至於種法。宜以水苗爲上。

一下苗之後。調攝禁忌。不可不慎。自始至終。不可稍忽。如避寒、熱。慎飲食是也。假令天氣嚴寒。蓋覆宜溫煖。勿使受寒。恐被寒氣所觸。則痘不得出。亦不可過於重棉疊褥火器薫靠衣被致熱氣壅滯使痘不得宣發天氣和暖蓋覆宜適中恐客熱與毒相併致增煩熱亦不可輕易著單露體致風寒外侵阻遏生發之氣此寒熱所以貴得其平也卧處常要無風夜靜不斷燈火不離親人看守一切食飲宜豫爲現成以備不時之需如時有迅雷烈風之變宜謹帷帳添蓋覆多燒辟穢香以辟一時不正之氣至於飲食人之氣血藉以生化痘之始終全賴乎此若飲食虧少氣血何所資助乎但不可過甚若過飲則飲停不化津液

過食則食滯壅遏氣機大凡吮乳之兒不多乳不闕
乳能食之兒勿餐生冷黏硬勿啖辛熱炙煿勿恣意
茶水勿飲凉漿食不過飽亦不令飢此飲食所以貴
得其平也寒熱飲食而外則凡舉止動作既不可任
意驕縱亦不可過於拂逆惟在調攝之人耐其性情
兢兢業業善爲保護不但慎於既種之後且當慎於
未種之先不但慎於見苗之初猶當慎於落痂之後
種師宜諄諄告誡務期詳細使彼知關係匪輕心存
謹慎如法調攝可保萬全至於禁忌亦最緊要凡種

痘之家。房中最要潔淨。切忌沖犯。宜明亮。不宜幽暗。勿詈罵呼怒。勿言語驚慌。勿對梳頭。勿對搔癢。勿嗜酒。勿歌唱。凡房中淫泆氣。婦人經候氣。腋下狐臭氣。行遠勞汗氣。誤燒頭髮氣。誤燒魚骨氣。吹滅燈燭氣。硫黃蚊烟柴烟氣。煎炒炙煿氣。葱蒜醉酒氣。溝渠污濁氣。黴（音眉）爛蒸濕氣。溷圊（音清）廁桶氣。病人穢惡氣。新喪殗穢氣。以上務宜謹慎遵守。毋稍懈忽。倘自不經心。致令觸犯。咎難他諉也。仍宜謹伺房門。勿令生人及僧尼孝服人輒入。宜將此刷印。人給一張。俾各自慎。

辟穢香方

蒼朮 大黃 減半

右二味共爲細末。紅棗煮湯。連肉和成條曬乾。宜豫製給人。

一凡房屋寬深者。自宜聽其在家謹愼將護。倘室廬狹隘。或不足以蔽風雨者。果能籌屋以備暫居。則更妙矣。並宜隨時酌借帳被。

一每一小兒。宜潔紅興布紮頭一條。紅稀布小褂一件。取其新潔而又和軟也。若極貧之兒。於冬令嚴寒之時則當改給絮襖矣此宜隨時斟酌在於發熱之與之以杜冒濫既見點後給燈油魚饅錢三百六十文倘不守禁忌將護失宜致生他症設有不測者亦宜量給小費此雖萬中之一然不得不豫爲之籌也

一一歲之內四時宜否要在活人非富貴之家自種可比但於五六七月閒借以深邃房屋少少種之以爲接苗之計其餘各月不妨隨到隨種多多益善也下苗日期宜避破閉及四立二分二至之前一日並年命刑沖破害及歲煞災煞劫煞天剋地沖比沖之日

一凡驗看小兒，以耳後筋紋爲主。紅而紋少者爲上，紋多而色不紫赤者次之，若紋多而色兼青紫，此雖不可與種，然聽其自出，則更難矣。宜贈以稀痘藥數服，後令其再詣師驗看，若轉爲紅色，則又宜亟爲之種矣。此外如病後，或現有病，或未及週歲，皆當緩種，必俟其氣血和平，始與之種。除此以往，無不可種之兒也。稀痘藥方附後。

消毒救苦湯

羌活　防風　連翹　生地　酒黃蘗　升麻

麻黃根各五分　川芎　藁本　柴胡　葛根　生黃芩
酒黃芩　蒼朮各三分　細辛　生甘草　白朮　陳皮
紅花　蘇木各一分　當歸身　黃連各三分　吴茱萸半分
共爲粗末。週歲之兒。每用三錢。兩三歲者用五錢。於
四立前一日。東流水煎。調製硃砂服。
製硃砂法　用當歸　川芎　升麻　甘草各六兩
東流水六大碗。新砂鍋桑柴文火煎減半。傾出。濾去
渣用。好硃砂四兩。絹包線紮。懸胎離砂鍋底寸許。掛
定。將前所濾之湯。陸續入於鍋內。桑柴火緩煮。候湯

將乾取起研極細末。一歲一分。

一下苗後。必以七日。五臟傳遍。而後發熱爲則。然亦有六日而卽熱者。亦有九日十一日而始熱者。此其常也。若發熱於五日以前。此際苗氣尚未傳遍。熱何由作。必因將護不愼。致犯外感內傷。或已染時行之氣。而欲出天花也。與種痘無涉。種師宜豫申明其說焉。若踰十一日不熱。宜更爲補種。

附方

柴葛桂枝湯　主表散痘熱。

柴胡　乾葛　桂枝　防風　白芍　甘草　人參

水一盞。加生薑三片。煎七分温服。表虛加黃芪。

温中益氣湯　氣血雙補。疏通隧道。並達四肢。

人參　白术各八分　生黃芪八分　歸身　白茯苓各六分　甘草炙

川芎各四分　白芷　防風各四分　木香　官桂去粗皮各二分　山查肉六分

生薑一片。棗一枚去核。水一大鍾。煎四分温服。

參芪內散散　痘虛發癢。或不化膿。或爲倒靨。

人參　黃芪蜜炙　當歸　川芎　厚朴薑製　防風
桔梗炒　白芷　紫草　官桂去粗皮　木香　甘草各等分
糯米一撮。水煎。色淡白者。去防風紫草白芷。宜多加
糯米。一方有芍藥。
十宣散　調氣補血。內托瘡毒。五日後必用之方也。亦
治癰疽。
人參　黃芪　當歸各一錢　川芎　防風　桔梗　白芷
炙草　厚朴各一錢　桂心三分
右爲細末。每服一錢。或二錢。木香湯調下。

實表解毒湯

人參　黃芪　當歸　生地　甘草　白芍　柴胡

升麻　片芩酒炒　元參　地骨皮

右入薄荷葉少許。竹葉十片。水煎。

保元湯　治痘虛氣虛癟陷者。

人參三錢　甘草一錢炙　肉桂五七分　黃芪二三錢灌膿時酒炒回漿時蜜炙

水一鍾半。加糯米一撮。煎服此藥煎熟。加人乳好酒

各半盞。和服更妙。酌宜用之。頭額不起。加川芎三五分。面

上。加升麻三四分。胸腹。加桔梗三四分。腰膝。加牛膝四分。四肢不

起。加桂枝三分嘔惡。加丁香三四分元氣虛寒。加大附子製八分

或一錢

養衛化毒湯

人參　黃芪炙　桂枝　甘草　當歸

右水煎服

人參敗毒散　治時疫癍疹

人參　茯苓　枳殼　甘草　川芎　羌活　獨活

前胡　柴胡　桔梗各等分

水一鍾半。薑三片。煎服。

升麻葛根湯　解發痘毒。

升麻　葛根　白芍　甘草各等分

水一鐘煎七分溫服。

搜毒煎　解痘疹熱毒熾盛紫黑乾枯、煩熱便結、純陽等症

紫草　地骨皮　牛蒡子研　黄芩　木通　連翹

蟬退　芍藥各等分

水一鐘半。煎服。表熱者加柴胡。

四味消毒飲。　治痘瘡熱盛、毒氣壅遏、無問前後皆可

服。

人參　甘草炙　黃連　牛蒡子各等分

右爲粗末每服一錢。加薑一片。水一盞煎四分去滓

溫服不拘時。

鼠粘子湯　治痘稠身熱毒盛服此以防青乾黑陷并

治癍疹稠密。

牛蒡子炒研　歸身　黃芪　甘草炙　柴胡　黃芩酒炒

連翹　地骨皮

水煎服。熱退則止

芎歸湯　養營起痘。

當歸　川芎減半

右爲細末每服一錢。紅花湯調服。

六物煎　治痘疹血氣不充隨症加減用之神效不可盡述。

甘草炙　當歸　熟地或用生地　川芎三四分不宜多　白芍俱隨宜加減

人參或有或無隨虛實用之氣不虛者不必用

水煎服。如發熱不解。或痘未出之先。宜加柴胡以疎表或加防風佐之。如見點後。痘不起發。或起而不灌或灌而漿薄。均宜單用此湯。或加糯米入乳好酒肉桂。以助營氣。如氣虛癢塌不起。加穿山甲炒用。如紅紫血熱不起。宜加紫草或犀角。如脾氣稍滯。宜加陳皮山查。如胃氣虛寒多嘔者。加乾薑炒用。或加丁香。如腹痛兼滯者。加木香陳皮。表虛氣陷不起。或多汗者。加黃芪。氣血俱虛。未起未灌而先癢者。加肉桂白芷。如元氣大虛。寒戰齩牙。泄瀉。宜去芍藥。加黃芪大附子乾薑肉桂。

羌活散鬱湯　治實熱壅盛。鬱遏不得達表。氣麤喘滿。

腹脹煩躁，狂言譫語，睡臥不寧，大小便秘，毛豎面浮。

眼張若怒，並有神效。并爲風寒外搏，出不快者同治。

防風　羌活　白芷　荆芥　桔梗　地骨皮

川芎　連翹　甘草　紫草　大腹皮　鼠粘子

右爲粗末，水一鍾，燈心十四根，煎六分，溫服。

涼血養營煎　治痘瘡血虛血熱，地紅熱渴，或色燥不

起，及便結溺赤，凡陽盛陰虛等症，悉宜用此。

生地　當歸　生甘草　白芍　地骨皮　紫草

黄芩　紅花

水一鍾半煎服量兒大小加減用之渴加天花粉肌熱無汗加柴胡熱毒盛者加牛蒡子木通連翹之屬血熱毒不透者加犀角

犀角散　治痘瘡癰毒時毒熱盛煩躁多渴小便赤澀或赤痘

犀角鎊　甘草炙等　防風　黄芩各一錢

右爲粗末每服一錢水一小盞煎五分溫服無時

紫草快瘢湯　治痘疹血熱不足或血熱不能起發灌膿色不紅活

紫草　人參　白朮炒　當歸　川芎　白芍　茯苓

甘草　木通等分

右加糯米每服三五錢水煎

參藿飲　治脾肺胃氣虛寒。嘔吐咳嗽氣短。小兒吐乳等症。

人參三五錢或倍之　甘草炙三五分　乾薑炮五分或一二錢或用煨生薑三五片

水一鍾半。煎七八分徐徐服之。

當歸丸　治便堅三五日不通裏氣實而稟賦強者。

當歸五錢　紫草三錢　黃連一錢五分炒　甘草炙一錢　大黃二錢五分

虛寒等症，用代陳氏十一味異功散等方。

九味異功煎　治痘瘡寒戰嚙牙倒陷嘔吐泄瀉腹痛

紅活矣。

其為細末，冷水調一分服，得睡少時，神安氣定痘轉

滑石　硃砂（飛，一錢）水片（三釐）

退火丹　治痘中狂妄神方

食前清米飲下，漸加之，以知為度。

丸如胡椒大，三歲以下兒服十丸，七八歲兒二十丸。

右以醫柴草熬成膏，下三味研為細末，以膏和為

人參三錢 黃芪炙一二錢 附子製一二錢 熟地三錢 甘草炙七分或一錢 當歸三錢

肉桂一錢 乾薑炮一二錢 丁香三五分或一錢

右量兒大小加減。用水一鍾半。煎七分。徐徐與服。泄瀉腹痛。可再加肉豆蔻麵炒一錢或白朮三錢

十二味異功散 治元氣虛寒。痘瘡色白。寒戰。齩牙。泄瀉喘嗽等症。

人參 丁香 木香 肉豆蔻 陳皮 厚朴各二錢五分

白朮炒 茯苓 官桂去粗皮各二錢 當歸三錢 半夏製 附子製各一錢五分

右為粗末。每服二三錢。薑棗水煎。去渣服。

木香散　治痘瘡虛寒多滯者。

木香　丁香　大腹皮　人參　桂心　甘草炙

半夏製　訶黎勒　赤茯苓　青皮　前胡各等分

右爲粗末。每服二三錢。薑水煎去渣服。薛立齋先生曰。前方治痘瘡已出未愈之間。其瘡不光澤。不起發不紅活。五七日內。泄瀉作渴。或肚腹作脹。氣促作喘。或身雖熱而腹脹。足指冷。或驚悸。或汗出。或寒戰。齩牙。或欲靨不靨。瘡不結痂。或靨後腹脹。泄瀉作渴。此皆脾胃虛寒。津液衰少。急用此藥治之。若誤認爲實。

熱用寒冷之劑。及飲蜜水生冷瓜果之類。必不救。張

景岳先生云。以上二方。溫性有餘。補性不足。用治寒

症則可。用治虛症則不及也。

黃芪建中湯　治諸虛羸瘠百病。

甘草炙　桂枝　生薑等分　白芍倍用　大棗　膠飴即麥牙糖

黃芪炙

右水煎減半去渣。入膠飴更上微火消解溫服

元參地黃湯　治痘疹衄血。

元參　生地黃　丹皮　梔子仁　甘草　升麻等分

白芍一錢 蒲黃炒五分

水一鍾，煎七分，溫服。本方宜減去升麻，惡其上升也。

加陳墨汁和服，黑色象水，能制火也。

大分清飲 治積熱閉結，小水不利，或溺血，畜血，腹痛

淋閉等症。

茯苓 澤瀉 木通 豬苓 梔子 只殼

車前子

水一鍾半，煎八分，食遠溫服。如內熱甚者，加黃芩、黃

柏、龍膽草之屬。如大便堅音硬脹滿者，加大黃。

調元湯

人參　黃芪炙　甘草炙

右水煎服。按此即保元湯無肉桂者，名爲調元湯，即東垣先生之黃芪湯也。東垣用爲小兒治驚之劑，魏桂巖用以治痘多效，因美之名調元湯也。蓋小兒元氣未充，最易傷殘，用此保全，誠幼科王道之妙方。但能因此擴充，則凡氣分血分、虛陷虛寒等症，皆可隨症增減，無不可奏神效也。

葛根解毒湯　治痘毒止渴良方

葛根　升麻減半　生地　麥冬　天花粉等分　甘草減半

右取糯米泔水一盞。煎七分。入茅根自然汁一合服之。

黄芩湯　治太陽與少陽合病自下利。

黄芩　甘草炙　白芍　大棗

右水煎溫服。若嘔者。加半夏生薑。按此方係治熱瀉第此症不多。不可以此方誤治虛寒泄瀉也。宜詳前熱論。

甘桔湯　治一切風熱上壅咽喉腫痛。

甘草二錢　桔梗一錢

水煎食後服喉中有痖初見點時痛甚者加牛蒡子

人參麥門冬散　治痘瘡微渴

麥門冬一錢　人參　甘草炙　白朮炒　陳皮　厚朴薑製各五分

水煎溫服量兒增減薛氏曰此方治痘瘡熱毒氣虛

宜用之若因氣虛作渴宜人參白朮散

雙解散　治痘瘡表裏俱實者。

防風　川芎　當歸　連翹　白芍　薄荷

大黃八分　石膏　桔梗　黃芩八分　荊芥穗　白朮炒

桂枝各一分　滑石一錢四分　甘草二錢

水二鍾加生薑三片煎一鍾溫服無時

六氣煎方見辨驚風之誤論

十全大補湯方見辨驚風之誤論

柴歸飲方見辨驚風之誤論

四物湯方見虛論

六味地黃湯即地黃丸作煎方見熱論　劑方見

六君子湯方見寒論

五君子煎方見寒論

理中湯方見寒論

五味異功散方見熱論

四君子湯方見熱論

人參理中湯即理中湯人參分量加重用方見寒論

四順清凉飲方見裏論

柴胡飲子方見實論

辰砂六一散方見辨驚風之誤論

導赤散方見實論

胃關煎方見寒論

犀角地黃湯方見辨驚風之誤論

兒科醒卷之十二

華陽山人閱定

芝嶼樵客著

治疹論第十二

疹，天行時毒之氣也，亦稟受胎毒之氣也。出於痘前者，名嬭（音乃）疹子，出於痘後者，名正疹子。要亦生人必不能免之數也。初發熱時，咳嗽噴嚏（音帝），鼻流清涕，面浮顋赤，兩目胞腫，眼淚汪汪，有如醉狀，或嘔惡，或泄利，或手掐眉目鼻面，是即出疹之候也。然必發熱五七日，或多至十一二日，始見疹子者，宜徐徐升托表邪，俾疹毒出盡，則兒無事矣。切忌妄汗妄下。若妄汗，則增其熱，為鼻衄，為咳血，為口瘡咽痛，為目赤痛，為煩躁，為大小便不通。妄下，則虛其裏，為滑泄，為下痢赤白，為隱伏，為喘逆，多至不救。慎之慎之。主治之法，輕者宜升麻葛根湯、透邪煎、柴歸飲之類主之。重者宜金沸草散主之。兼泄利者，合升麻葛根湯去葛根加白芷主之。若發熱至六七日，明是疹子，却不見出，此皮膚堅厚，腠理閉密，又或為風寒外襲，或曾有吐利，乃伏也。宜急用麻黃湯調檉葉散發之。外用胡荽（音綏）酒，蔴醮戛（音括）之。如一向未更衣者，此毒甚於裏也以七物升麻丸解之。若咳嗽不止上氣喘急面浮目胞腫者宜甘桔湯、消毒散、瀉白散。三方合用。若更兼熱盛煩渴。加石膏知母黄芩、天花粉之類主之。若自汗出或鼻衄者。不須止之但不可太過。如汗太多。人參白虎湯或黄連湯之類主之。若衄太多。元參地黄湯。或茅花湯之類主之。若吐甚者。黄芩湯。加茅根蘆根枇杷葉主之。若利甚者。黄芩湯香連丸主之。若咽喉腫痛者甘桔湯。加元參牛蒡連翹。或射干鼠粘子湯之類主之。既見疹後色貴通紅。必以三日週身普遍而漸沒者爲輕。

若色淡白者。此心血不足也。養血化瘀湯主之。若色太殷（音煙）紅或微紫者。此血分有熱也。大青湯主之。疹收之後。清涕復來。始爲正候。若疹既收後身有微熱。不須施治。若身熱大甚或日久不減者。柴胡麥門冬散主之。若髮枯毛豎。肉消骨立。漸見羸瘦者。柴胡四物湯主之。若疹後發熱不除。忽作搐者。導赤散加人參麥門冬。兼安神丸主之。若疹後咳嗽者。瀉白散合消毒散主之。若咳甚氣喘。甚至飲食湯水俱嗆出者。門冬清肺湯加枇杷葉。見血。加茅根汁。阿膠珠主之。若疹後下痢赤白。裏急後重日夜無度者黃芩湯兼香連丸主之虛者加人參滑者加椿根白皮俱於丸藥內加之大抵疹屬陽邪用藥最宜養陰然亦有屬虛寒者但當合色脈形證以治之始無貽誤若果熱甚氣麤渴而飲冷便祕溺澀脈象洪數有力悉宜按上法治之若神氣怠惰渴而飲湯二便調和脈象虛數即宜用歸芍養陰略加表托之品矧瀉痢氣喘尤多虛症乎斷不可泥爲疹毒而不敢用補劑也慎之慎之

附方

透邪煎　凡痲疹初熱未出之時，惟恐誤藥，故云未出之先，不宜用藥。然解利得宜，則毒必易散，而勢自輕減。欲求妥當，當先用此方爲主。

當歸三錢　白芍酒炒一二錢　防風七分　荆芥一錢　甘草七分　升麻三分

水一鍾半，煎服。如熱甚脉洪滑者，加柴胡一錢。此外凡有雜症，俱可隨宜加減。

加味金沸草散

旋覆花去梗　麻黄去節水煮去沫曬乾　前胡去蘆各七錢　荆芥穗一兩

甘草炙　半夏湯泡七次薑汁拌炒　赤芍各五錢　鼠粘子炒　浮萍各七錢

右爲末每服三錢生薑二片薄荷葉三五片煎。

麻黃湯

麻黃去根節水煎去沫曬乾　升麻　牛蒡子炒　蟬退洗淨去翅足　甘草各一錢

右加臘茶葉一錢爲細末每服二三錢水一盞煎七分。去渣服煩渴加石膏末四錢。

檉葉散

檉亦名西河柳亦名垂絲柳青茂時採葉曬乾爲末。

每服一二錢茅根煎湯調下。

胡荽酒　辟穢氣，使痘疹出快。

胡荽一把　好酒二盞

右煎一兩沸，令乳母爲含一兩口，噴兒遍身，或噴頭面房中，須燒胡荽香，以辟除穢氣，能使痘疹出快。煎過胡荽，懸房上，更妙。按此酒惟未出之前，及初報之時宜用之。若起脹之後，則宜避酒氣，亦忌發散，皆不可用也。

七物升麻丸

升麻　犀角　黄芩　朴硝　梔子仁　大黄各二兩

淡豉二升微炒

右共爲末，蜜丸如黍米大，兒覺四肢大熱，大便祕。少服十餘粒，取微利爲止。

消毒散　治痘瘡六七日間，身壯熱，不大便，其脈緊盛者，用此藥微利之。

荆芥穗　甘草各一兩　牛蒡子四兩杵炒

右共爲粗散，每用二三錢，水一盞，煎七分服。

人參白虎湯

人參　甘草各一錢　知母三錢　石膏五錢　粳米一合

右量兒大小。水煎。待米熟。去渣溫服。

黃蓮湯

黃蓮　麥冬去心　當歸　黃蘗　黃芩　生地　黃芪

右分量隨宜水煎去渣。調敗蒲扇灰服之。

茅花湯

茅花　鬱金　生地黃　梔子仁　黃芩

右水煎。調百草霜服。

香連丸　治熱瀉痢疾赤白膿血。濕熱侵脾。裏急後重

黃連淨十兩切如豆大　吳茱萸淨五兩

右二味用熱水拌和一處。入磁罐內。置熱湯中頓一日。取起同炒至黃連紫黃色爲度。去茱萸不用。每製淨黃連一兩。加木香一錢五分。共爲細末。醋糊丸桐子大。每服一二十粒。量大小增減。空心米飲下。

射干鼠粘子湯　治痘疹後癰疽瘡毒

鼠粘子二錢　升麻　甘草　射干各五分

右剉散。水一盞煎六分。量大小服。忌魚腥葷酒。

養血化斑湯

當歸　生地黃　紅花　蟬退　人參各等分

右剉細水一盞生薑一片煎六分去渣溫服無時

大青湯

大青　元參　生地黃　石膏　知母　木通

甘草　地骨皮　荆芥穗各等分

右剉細水一盞淡竹葉十二片煎七分去渣量大小

溫服

柴胡麥門冬散

柴胡五分　龍膽草三分　麥門冬八分　甘草二分　人參　元參各五分

右剉細水煎服

柴胡四物湯

柴胡　人參　當歸身　黃芩　川芎　生地黃

白芍　地骨皮　母知　麥門冬　淡竹葉

右剉細。水一盞。煎七分去渣。量大小溫服。

安神丸

黃連　當歸身　麥門冬　白茯神　甘草五錢

硃砂一兩　龍腦二分半

右為極細末。湯浸蒸餅和豶豬心血搗勻。丸和黍米

大。每服十丸。燈心湯下

門冬清肺湯

天門冬去心　麥門冬去心　知母　貝母　桔梗　欵冬花

甘草　牛蒡子　杏仁去皮尖研　馬兜鈴　桑白皮

地骨皮各等分

右剉細水一盞煎七分去渣量大小食後溫服

升麻葛根湯方見痘論

柴歸飲方見辨驚風之誤論

甘桔湯方見痘論

瀉白散方見熱論

元參地黃湯方見痘論

黃芩湯方見痘論

導赤散方見實論

珍本医籍影校丛刊
第一辑

《儿科醒》校注

清·芝屿樵客◎著
卜俊成——校注

山西出版传媒集团　山西科学技术出版社

图书在版编目（CIP）数据

《儿科醒》校注 / 卜俊成校注 .— 太原 : 山西科学技术出版社 , 2024.1
ISBN 978-7-5377-6311-0

Ⅰ . ①儿… Ⅱ . ①卜… Ⅲ . ①中医儿科学—中国—清代 Ⅳ . ① R272

中国国家版本馆 CIP 数据核字（2023）第 174102 号

《儿科醒》校注
ERKE XING JIAOZHU

出 版 人　阎文凯
著　　者　清・芝屿樵客
校　　注　卜俊成
策划编辑　杨兴华
责任编辑　翟　昕
助理编辑　文世虹
封面设计　吕雁军

出版发行　山西出版传媒集团・山西科学技术出版社
　　　　　地址：太原市建设南路 21 号　邮编：030012
编辑部电话　0351-4922078
发行部电话　0351-4922121
经　　销　各地新华书店
印　　刷　山西基因包装印刷科技股份有限公司

开　　本　880mm × 1230mm　1/32
印　　张　11
字　　数　151 千字
版　　次　2024 年 1 月第 1 版
印　　次　2024 年 1 月山西第 1 次印刷
书　　号　ISBN 978-7-5377-6311-0
定　　价　58.00 元

凡例

一、选书及其归类原则

《珍本医籍影校丛刊（第一辑）》收录了5本临床实用价值较高的中医古籍善本，包括《女科切要》《儿科醒》《妇科秘方》《疫疹一得》《韩氏医通》。其中《女科切要》以乾隆癸巳年吴道源家刻本为底本，以《黄帝内经》《伤寒论》《金匮要略》等书为他校本；《儿科醒》以中国书店影印上海千顷堂书局本为底本，以《黄帝内经》《伤寒论》《保婴撮要》等书为他校本；《妇科秘方》以清·同治丙寅杜文澜、勒方锜辑录梅氏传本重刻本为底本，以《黄帝内经》《伤寒论》《金匮要略》等书为他校本；《疫疹一得》以道光延庆堂刻本为底本，上海千顷堂书局本为校本；《韩氏医通》以乾隆五十九年修敬堂重刊本为底本，光绪十七年儒雅堂重刻本为校本。

全部著作收入原则：时间为1911年之前；内容富有特色，对中医学术及临床有实用价值；刊印稀少。收入的所有著作为全书，每本分为校注和影印两部分，校注部分以尊重原著、尽量保持原貌为原则，对底本进行了标点、校勘和注释，影印部分原版影印了底本，以便于医家著作留存，供学者、读者等研究。

二、各部组成安排

每本书均有“校注说明”，对本书的校注方法做出明确的说明。收录的各书均予以校勘，除原书序言、目录、正文之外，另设“主要内容”与“原书作者及本书内容和学术价值简介”两项内容。

各子目书前的“主要内容”，简要介绍了该书的内容特色。其后的“原书作者及本书内容和学术价值简介”，尽可能地介绍该书的朝代、作者、书名、成书年代、版本传承情况，扼要点明本书的性质和主要特点，并说明本次校点选取底本与参校本的相关情况。

三、内文排版原则

祖国医学素有“注而不述”“以注代述”的传统，历代医家往往通过注解前人著作的方式来阐述自己的观点。为便于读者阅读，区分不同来源的文字，排版时将引述经文或作者原文排为大字宋体，作者注文排为小字楷体；重订者或注解者的按语、注文亦排为小字楷体，如有两种并存，则按成文先后顺序分别采用大字、小字；眉批或旁注据文义插入相应正文之后，排为仿宋体，前后用鱼尾括号(【 】)括注以为标记。

本丛书有大量影印底本的图片，均采用原图修饰后配入。

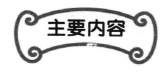

主要内容

《〈儿科醒〉校注》为对清代医家芝屿樵客诊治儿科疾病主要经验总结的整理、校勘和注释，共十二卷，分为校注和初刻本影印两部分。全书将儿科疾病分为总论、诊治法论、表论、里论、寒论、热论、虚论、实论、辨惊风之误论、不可饿论、治痘论、治疹论，系统阐述了历代医家治疗儿科疾病的理念、原则和遣方用药的方法，以及华阳山人、芝屿樵客师徒二人的中医儿科疾病临证经验。其中，原书作者芝屿樵客在《儿科醒》中，提纲挈领，论述儿科疾病诊治原则；方药结合，详陈儿科疾病常用效方；针砭时弊，直指时医儿科诊治误区，提出了诊治儿科疾病要“保护元气，不可妄用攻伐之剂”“补脾调胃，生化气血”“详察病机，精于辨证”等学术思想。全书广博宏达，观点鲜明，内容丰富，语言精要，集理法方药于一体，为深入学习研究清代中医儿科的发展，以及指导当今中医儿科临床疾病的诊治提供了有益的借鉴。

原书作者及本书内容和学术价值简介

一、原书作者生平

芝屿樵客，清代医家。迄今现存的医学史料未曾记载其详细的生卒年月、籍贯和行医轨迹。据《中国历代医家传录》记述："芝屿樵客（幼科，清），嘉庆十八年癸酉著《儿科醒》。华阳山人自序云：予弟子芝屿，受予意为儿科书（《儿科醒》）。"据《中医人名大辞典》记述："芝屿樵客，佚其名姓名，清代人，生平里居未详，著有《儿科醒》十二卷，今存嘉庆十八年癸酉（1813年）刻本（见《中医图书联合目录》《贩书偶记续编》）。"

经笔者深入研究芝屿樵客著作《儿科醒》及现存其他非医历史资料可知：芝屿樵客，清代乾隆、嘉庆时期儿科医家，江苏扬州人（或江南一带人士），师从华阳山人，长期在扬州一带行医，专攻儿科；后在华阳山人授意下，系统阐述历代医家治疗儿科疾病的理念、原则和遣方用药的方法，以及师徒自身儿科临床实践的经验，撰写而成《儿科醒》。具体依据如下：

清乾隆四年（1739年），鄂尔泰、吴谦等奏请发内务府医书，包括地方官或购或抄的各地和私家秘藏与世传经验良方及私人献者，采其精粹，分门别类，汇为一编。乾隆皇帝允奏，敕令吴谦、刘裕铎等为总修官编纂医书。乾隆七年（1742年），《御纂医宗金鉴》编撰完成，乾隆皇帝钦定嘉名《医宗金鉴》，并刊印。芝屿樵客在《儿科醒卷之十一·附种痘说》写道："本朝高宗仁皇帝，仁被万方，德逾千古，悯兹良法方书未载，恐日久湮没失传，特于《御纂医宗金鉴》书内编辑《种痘心法要旨》……"从文中的"特于《御纂医宗金鉴》书内"和"本朝高宗仁皇帝"可知，芝屿樵客即为在乾隆时期已经执业行医的医家。

扬州，古称广陵、江都、维扬等，简称扬。芝屿樵客在《儿科醒·卷之一·总论第一》写道："乃近日幼科，不明此理，动辄攻伐，而又绝其乳食……愚夫愚妇，溺于其说，至死不悟，为婴儿之大患，而惟扬属为尤甚。"在《儿科醒·卷之十·不可饿论第十》写道："岂知近日医流，毋论大人小儿，凡遇发热，不分表里虚实，便一概禁绝其饮食，而惟扬属为尤甚。”由此可见，芝屿樵客对于当时扬州及其所属区域幼科的种种弊端深恶痛绝。

古代的惠民局、养济院、普济堂等慈善机构和组织在扶危济困、救灾方面发挥着重要作用，是贫寒困厄人群的庇护所。据王卫平著作《清代江南地区慈善事业系谱研究》记述：“嘉庆十四年（1809年），邵伯里人在蟾宫巷捐资公建博爱堂，主要承担给本镇嫠妇、残疾以钱文，并兼设义学，施助医药、棺槽、埋骸等公益善举。”邵伯，即今扬州市江都区邵伯镇。芝屿樵客对于博爱堂免费为贫寒之家小儿种痘的义举大为赞赏，曾在《儿科醒》中两次予以称赞。如其在《儿科醒·凡例》中写道：“今春博爱堂举行此法，广为贫家儿女种痘，悉奏全功，良堪嘉尚。”在《儿科醒·卷之十一·附种痘说》写道：“今喜博爱堂诸君子，发心择请种师，并资助衣食，广为贫家儿女种痘，洵慈幼之盛举也，予甚乐焉。用是特缀数语，并冀广为劝导，使人人皆能效法诸君子，于以修福而广皇仁，端在是矣。”由此可见，芝屿樵客在扬州长期行医，且还在嘉庆时期行医多年。

二、本书内容与特色

（一）本书内容

《儿科醒》共分十二卷。其中，卷之一总论记述了《黄帝内经》《易经》《伤寒论》《儒门事亲》诊治儿科疾病理念。卷之二诊治法论记述了儿科疾病诊治方法。卷之三表论记述了儿科表证的治疗方法和方剂。卷之四里论记述了儿科里证的治疗方法和方剂。卷之五寒论记述了儿科寒证的治疗方法和方剂。卷之六热论记述了儿科热证的治疗方法和方剂。卷之七虚论记述了儿科虚证的治疗方法和方剂。卷之八实论记述了儿科实证的治疗方法和方剂。卷之九辨惊风之误论记述了大惊猝恐、因惊吓而致肝心二脏木火俱病者、虚寒败症、伤风发搐、伤食发搐、潮热发搐、将见痘疹发搐、太阳病变痉、天钓、内钓、痫症的治疗方法和方剂。卷之十不可饿论提出了儿科疾病“不可饿”论的观点。卷之十一治痘论阐述了表虚见证、表实见证、表寒见证、表热见证、里虚见证、里实见证、里寒见证、里热见证、顺逆、戒妄汗妄下、痘后的主治之法和方剂，并附用了种痘的方法及注意事项。卷之十二治疹论记述了疹证的治疗方法和方剂。

（二）本书特色

1.提纲挈领，论述儿科疾病诊治原则。芝屿樵客在《儿科醒》中，以总论和诊治法论为总纲记述了儿科疾病诊治的总原则，如指出“凡于小儿之病，更宜加意培植，保护元气，不可妄用攻伐之剂，以贻人夭札之祸也”“至若书称‘若药弗瞑眩，厥疾弗瘳’，此盖当时因事取譬之辞，非教人服药务宜瞑眩也”（《儿科醒·卷之一·总论第一》）；“夫小儿言语不通，病情难识，则尤当以望、闻、问、切为诊治之要”“苟能细心求之，则表、里、寒、热、虚、实皆得其真，用药自无不当”（《儿科醒·卷之二·诊治法论第二》）。同时，以“表、里、寒、热、虚、实”为纲目，简述了小儿上述各证及惊风、痘、疹的治疗原则，如指出“于临症之际，务宜细心体认，必先问其病之新久，曾未服药，以及一切爱恶情状。然后再察其热之温壮，形之强弱，脉之虚实，色之夭泽，合四者以决之，庶无误人于夭札也”（《儿科醒·卷之三·表论第三》）；“凡治小儿里症，亦惟‘宜忌’二字而已，要在辨之明而见之确耳。夫小儿元气无多，脏腑绝嫩。若夫当下而不下，则津液消烁……”（《儿科醒·卷之四·里论第四》）等。

2.方药结合，详陈儿科疾病常用效方。针对《儿科醒》中所属各证，芝屿樵客在陈述《黄帝内经》《易经》《伤寒论》等典籍，以及汉代张仲景，唐代孙思邈，金元李东垣、朱丹溪，宋代钱乙、阎孝忠，明代薛立斋、薛铠，清代张璐、李士材等医家治疗原则的同时，还系统归纳了相关疾病的治疗经验和列举了相关方剂的药物组成、剂量和用法。如治疗小儿寒证，其认为“小儿属寒之症，有外感，有内伤，有症变虚寒，三者不同，治法各异。假如内伤，必由脾土虚寒，或禀赋不足，或将护失宜，或乳哺不节，以致食不运化，而见清冷吐泻者，但察其面色萎黄，肢凉神倦，脉沉无力，安静不渴，此属阳虚生寒，宜五君子煎、理中汤主之。抑或能食之儿，过餐生冷，而见上项诸症者，亦理中汤主之”（《儿科醒·卷之五·寒论第五》）；治疗小儿热证，如“肝热则左脸青赤，项强顿闷，目劄瘛疭，此属肝经风热，宜柴胡清肝散主之。若色微赤，倏热咬牙，则属肝经虚热，宜地黄丸主之”（《儿科醒·卷之六·热论第六》）等。

3.针砭时弊，直指时医儿科诊治误区。秉承“立言著书，而无所用于天下者，君子不为焉”（《儿科醒·华阳山人序》）的原则，芝屿樵客在《儿科醒》中对当时所见儿科诊治疾病的各种弊端进行了抨击，这些发人深省的内容，于当今临床依然具有十分重要的借鉴意义。如其指出

“乃近日幼科，不明此理，动辄攻伐，而又绝其乳食。其呱呱者，口不能言，任医冤杀，束手待毙，底于死亡”（《儿科醒·卷之一·总论第一》）；“奈何近日幼科，学术更浅，一遇小儿有病，不是从事于表，便是攻伐其里。迨至真阳外越，虚热日增，则清凉并进，一味胡猜”（《儿科醒·卷之二·诊治法论第二》）；“业幼科者，毋得狃于俗见，谬谓小儿阳体多热，不敢温补，致多害事，宜深戒之”（《儿科醒·卷之五·寒论第五》）；“业幼科者，毋得以头摇口噤，反张搐搦，便妄作惊风施治，以致误人不救也”（《儿科醒·卷之九·太阳病变痉》）；“奈何近日幼科，胸中毫无的确明见，粗浅浮躁，肆用寒凉，致令小儿阳气受伤，里虚变逆，死者多矣，深堪哀悯”（《儿科醒·卷之十一·里寒见证主治之法》）等。

三、学术价值

《儿科醒》是我国清代扬州医家芝屿樵客及其恩师华阳山人中医儿科疾病诊治经验的系统总结。全书精选历代数位医家诊治疾病，尤其是儿科疾病的精粹医论、治疗原则、辨证论治要点和常用方剂，为深入学习研究清代中医儿科的发展，以及当今中医儿科临床疾病的诊治提供了有益的借鉴。为此，特将该书学术思想简要总结如下：

（一）保护元气，不可妄用攻伐之剂

芝屿樵客认为，自黄帝迄今数千年以来，“元气渐薄”“禀赋根荄愈薄”，所以“凡于小儿之病，更宜加意培植，保护元气，不可妄用攻伐之剂”（《儿科醒·卷之一·总论第一》）。且“婴儿气血未坚，脏腑柔绝”，由此用药时“宁勿药，毋过剂；宁轻，毋重；毋偏寒，毋偏热；毋过散，毋过攻。须遵《内经》‘邪之所凑，其气必虚’之训，时以保护元气为主”（《儿科醒·卷之二·诊治法论第二》）。同时，如果小儿所患实证，用药时也需兼顾保护元气，如其言“医者临症之际，果属实邪，于应表应下之药，皆当作小剂，少少与之。要在中病即止，不可过剂，务宜顾定元气”（《儿科醒·卷之八·实论第八》）。其还推崇调元汤的应用，认为“盖小儿元气未充，最易伤残，用此保全，诚幼科王道之妙方”（《儿科醒·卷之十一·治痘论第十一》）。此外，还认为“大抵泻症，最伤元气。若热泻过甚，必变虚寒，宜兼参寒论。盖始病而热者，邪气胜则实也。终变为寒者，真气夺则虚也。久病而热者，内真寒而外假热也。久泻元气虚寒，急宜温补，不得误执热论”（《儿科醒·卷之八·实论第八》）等。

（二）补脾调胃，生化气血

芝屿樵客在强调诊治小儿疾病应注意保护元气，护卫先天之本的同时，还强调要注重维护后天之脾胃，通过补脾调胃，生化气血，增强患儿机体之正气，以抵御病邪。如其认为“至于伤食停积，小儿虽间亦有之，然皆必由脾虚不运而致。《经》所谓‘邪之所凑，其气必虚者’是矣”（《儿科醒·卷之四·里论第四》）；“如因服热药巴豆之类，过剂损其脾胃；或因暑天伤热，积热损其脾胃，而成吐泻，口鼻中气热而成慢惊者，不可服之”（《儿科醒·卷之五·寒论第五》）。其还认同李士材的观点：“婴儿既生，一日不再食则饥，七日不食，则肠胃涸绝而死”；以及《黄帝内经》之论述“安谷则昌，绝谷则亡，犹兵家之饷道也。饷道一绝，万众立散；胃气一败，百药难施”（《儿科醒·卷之十·不可饿论第十》）。为此，芝屿樵客提出小儿患病“不可饿论”的观点，认为小儿病后，在还能饮食阶段，“医者妄绝其饮食，是先绝其胃气也。胃气一伤，则诸脏无所禀气而皆伤矣”（《儿科醒·卷之十·不可饿论第十》）。

（三）详察病机，精于辨证

在儿科具体疾病诊治方面，芝屿樵客强调要运用望、闻、问、切四诊之法来详察病机，立足于表、里、寒、热、虚、实六纲之要来辨证论治。如治疗小儿外感发热，其认为“发热之证有三，最宜详辨，不可一概混同施治也。其在冬月感于寒者，头痛，身痛，项背强，恶寒，壮热无汗，脉浮而紧，此太阳表证……”（《儿科醒·卷之三·表论第三》）；治疗小儿里证“如太阳证，表未罢，脉浮大恶寒者，此邪在表，虽十余日，亦不宜下；呕多者，不可下；太阳阳明合病，喘而胸满者，不可下；恶水者，不可下；禀赋虚者，不可下；逆厥者，不可下……”《儿科醒·卷之四·里论第四》。同时，其将古人所谓的“惊风”依据不同的病因分为大惊猝恐、因惊吓而致肝心二脏木火俱病者、虚寒败症、伤风发搐、伤食发搐、潮热发搐等11种类型辨而治之；将痘证分为表虚见证、表实见证、表寒见证、表热见证、里虚见证、里实见证、里寒见证、里热见证、顺逆等11种情况辨而治之，为儿科疾病的辨证论治提供了相对系统规范的临证思维模式，值得临床积极借鉴。

四、版本及整理校注说明

《儿科醒》现存嘉庆十八年癸酉（1813年）刻本，中华民国二十六年（1937）上海千顷堂书局影印本、重排繁体本，1987年中国书店影印上海千顷堂书局本等。本次校注以中国书店影印上海千顷堂书局本为底本，以《黄帝内经》《伤寒论》《保婴撮要》等书为他校本，以尊重原著、尽量保持原貌为原则，对底本进行了标点、校勘和注释。同时原版影印了上海千顷堂书局影印本，以便于医家著作留存和供学者、读者等研究。主要校注原则和体例具体如下：

1.底本为繁体字竖排，本次整理改为简体字横排，并加以规范的现代标点符号。

2.底本有误，据校勘依据出是非校记；底本与校本互异，义均可通，底本义胜者不出校记，校本义胜者出校记。

3.凡底本中的异体字、俗写字、古字径改为通行简化字。通假字保留，在首处出注，并予以书证。

4.底本中的冷僻费解字予以注音，采用汉语拼音加同音字注音的方法。底本原文中标示生僻字读法的“音该”“音谷”等，根据文意删除。

5.底本中的方位词“右”“左”在表示“上”“下”之意时，径改为“上”“下”，不出校记。

6.底本字形属于一般笔画之误，如“日”与“曰”，“未”与“末”等，根据文意直接改正，不出校记。

7.底本古今意思相同但写法不同的字词，统一按照现今习惯写法。内容大致如下：“弟一”为“第一”，“弟二”为“第二”，“舌胎”为“舌苔”，“山查肉”为“山楂肉”，“蝉退”为“蝉蜕”“只壳”为“枳壳”等。

8.底本各卷分别标示为独立页码，今汇合各卷，从前至后统一编排页码。

9.底本中“凡例”位于“题辞”前，今据编排规范，将“题辞”调整于“凡例”前。

10.底本中“儿科醒引用方目”位于“目录”前“题辞”后，今据编排规范，以“引用方目”为名附录正文最后；将原“右见表论”等统一为“下见表论”等分别置于各段文前，便于查询阅读。

本书校注工作的顺利进行得益于家人的鼎力支持。由于校注者水平有限，错漏之处在所难免，恳请读者批评指正。

卜俊成

2022年11月于郑州

目 录

华阳山人序

且言之无关于民生，不足以传于后世；与无补于当时者，虽言如弗言也。是故役神[①]敝精，立言著书，而无所用于天下者，君子不为焉。医之为道也，圣人所以前民用而传后世者也，夫岂小道云尔哉？

粤自黄帝三代而下，贤哲吐辞为经，烺烺炳炳[②]，其泐[③]为成书也已彰彰矣，而吾徒尚何言哉？尚何言哉？虽然，言今之医而吾心戚[④]矣，言今之儿医而吾心益大戚矣。何则？人有所欲喻于当世者，而当世先有所执持而莫能

① 役神：劳神。

② 烺烺（lǎng lǎng 朗朗）炳炳：即炳炳烺烺，指光亮鲜明，形容文章辞采声韵之美。

③ 泐（lè 勒）：同“勒”。

④ 戚：忧。

明；有所欲白[①]于斯人者，而斯人亦有所胶固而不能解。则予愈不得不憬然[②]而心恻矣。

嗟乎！嗟乎！古今来因陋就简[③]，锢蔽沉溺，与夫抱愦濛而不能明，就危亡而不知悟，若是者，岂少哉？予弟子芝屿，受予意为儿科书，盖悯童稚之无辜，而挽当时之陋习也。其言综前贤之奥旨，发《金匮》之英华，别径分门，瞭若观火，精纯泮涣[④]，法简而赅。此诚可以大补当时，传后世以卫民生者矣。

夫岂役神敝精而无所用于天下哉？且夫人之惑溺而莫能破其懵昧者，诚以成书庞杂，靡所适从；简陋苟安，讹传沿习；衢谈巷说，比比而然。苟得乎妇人女子之情，通乎闲闼[⑤]闺闱[⑥]之见，则其所挟持而噪为良医者，正其惑溺于已而厚诬于人者也。悲夫！晚近之人，师心立说，妄意著书，蔑古成法，争鸣新奇，揆之于古人折臂折肱之义，不已大谬不然乎？无怪乎惑溺者而终莫之破已，吾于是益

---

① 白：陈述，说明。

② 憬然：形容醒悟的样子。

③ 因陋就简：原意是因循原来的的简陋，不求改进；后指就着原来简陋的条件办事。

④ 泮涣：融解。

⑤ 闼：门，小门。

⑥ 闺闱：借指妇女。

不禁怦然心动矣。

苟以局中之见，参一局外之观；则以己之赤子，为人之赤子；以己之轻意肆志，为人之轻意肆志，则固未有不涕泣而嫚骂者。则吾知是编之出，必有始则戚然悲，慨然叹者；而继则可知其辗然喜，翻然笑也。吾安得默默而不言乎？是可见信于天下，是可大白于天下。

华阳山人序

题 辞

调寄·金缕曲

这段功非小，悯孩提惺惺救世，许多头脑。药当通神原有据，此意须人探讨。寿群生几行梨枣，石室兰台开奥义，只一编可把群言扫。授儿医，传家宝。

世情可笑都颠倒，论而今心头眼底，谁人分晓？痘疹痧麻童稚劫，只是沉冤不少。是书成金针度了，斯世斯人如梦觉，便晨钟那抵斯编好。保赤子，长生道。

赐福谨题

凡例

（一）幼科古称哑科，以其言语不通，病情难测，故谚云：宁治十男子，不治一妇人；宁治十妇人，不治一小儿。盖甚言其难也如此。然果能扼其要领，则亦何难之有？是书所列，虽似限于篇幅，然深得提纲之妙，读者幸毋忽焉。

（二）小儿医自仲阳而下，代不乏人，然可传可守者，仅数家而已。是书所集，颇多采录。诚以理之所在，有不容另措一词者，读者慎毋以剿袭[①]陈言见诮。

（三）治病莫要于辨寒热、虚实，而小儿之病，亦只惟表里二症而已。果能于表里症中辨出寒热、虚实，则自是高手。学者熟玩[②]此书，自有会悟处。

① 剿袭：因袭照搬。
② 熟玩：认真钻研。

（四）惊风一症，前人凿空而谈，遂成千古疑城，千篇一律，比比皆然。虽间有辟之者，又未足以大破其惑，故遗祸至今，无有底止。是书辨列，实具苦心，阅者慎毋漠视。

（五）近世谓有病宜饿。传讹袭谬，大率皆出自庸医、妇人之口。自此说行，因饿而死者不知凡几。予甚伤之，因述不可饿论。然所援引悉本圣经贤论，非予臆见，宜为医所共知。世有贤者，果能同予矫得此偏，则积德不浅矣。予尤于此有厚望焉。

（六）痘疮果能不事寒凉攻下，则失手处自少。自痘疹正宗出，而死者更多。非至愚者，必不宗其说。予于论内，尤殷殷致意焉。

（七）种痘，诚为避危就安，万全良法。有力之家，固知早种；而单寒之子，欲种弗能。今春博爱堂举行此法，广为贫家儿女种痘，悉奏全功，良堪嘉尚；一切章程，载在论中。吾愿有力仁人，在在行之，则造福不小矣。

（八）是书旁稽远核，言简意赅，化出成书，参以心得，故能出深入浅，法密方纯。虽多引陈言，然发前人所未发者，正复不少，读者其亦细心而体玩之。

卷之一：总论第一

《易》曰：天地细缊，万物化醇。男女构精，万物化生。盖人之生也，必禀天地之正气以成形，藉阴阳之化育而赋命。在上古，元气浑庞，太和洋溢，八风正而寒暑调，六气和而雨旸若，人情朴实，风俗贞纯，是以上古之民恒多寿而少病。即《内经》所谓“上古之人，和于阴阳，明于术数，起居有度，不妄作劳，春秋皆度百岁而去者[①]”是也。迨于后世，元气渐薄，风俗烦偷，人情穿凿，名利有不时之扰，嗜欲多无厌之求，是以近日之民，恒多病而少寿。即《内经》所谓“中古之人，以酒为浆，以妄为常，醉以入房，以欲竭其精，以耗散其真，不知持满，不时御神，未至半百而衰者[②]”是也。

夫以黄帝之时，即称中古。迄今复数千年来，权其气

---

① 上古之人……春秋皆度百岁而去者：据《黄帝内经素问·上古天真论篇第一》为“上古之人，其知道者，法于阴阳，和于术数，食饮有节，起居有常，不妄作劳，故能形与神俱，而尽终其天年，度百岁乃去”。

② 中古之人……未至半百而衰者：据《黄帝内经素问·上古天真论篇第一》为“今时之人不然也，以酒为浆，以妄为常，醉以入房，以欲竭其精，以耗散其真，不知持满，不时御神，务快其心，逆于生乐，起居无节，故半百而衰也”。

化，不更薄耶？是凡习儿医者，须知今昔气运不同，禀赋根荄[①]愈薄。凡于小儿之病，更宜加意培植，保护元气，不可妄用攻伐之剂，以贻[②]人夭札之祸也。乃近日幼科，不明此理，动辄攻伐，而又绝其乳食。其呱呱者，口不能言，任医冤杀，束手待毙，底于死亡。悲夫！此等恶习，不知始自何人，遂至相习成风，流祸无已。愚夫愚妇，溺于其说，至死不悟，为婴儿之大患，而惟扬属为尤甚。吁！可恨也。

至若书[③]称"若药弗瞑眩，厥疾弗瘳"。此盖当时因事取譬之辞，非教人服药务宜瞑眩也。其如愚人引为口实[④]，乃一概投之以瞑眩，殊不思小儿向称芽儿之义。夫所谓芽儿者，如草木之萌芽，其一点方生之气甚微，栽培护养，惟恐不及，而堪加之以剥削之挠，施之以斧斤之利乎？此诚不可也。原夫《易·无妄九五》爻辞云：无妄之疾，勿药有喜。象曰：无妄之药，不可试也。观此则知圣人或亦有以鉴夫瞑眩之非，故特示勿药有喜之戒。而我夫子亦有

① 根荄（gāi 该）：根源。

② 贻：底本作"胎"，今据文意校勘。

③ 书：此处"书"指《尚书》。《尚书·商书·说命上》云："若药弗瞑眩，厥疾弗瘳。"

④ 口实：引申为定论。

"未达不敢尝"之语。又张仲景先生《伤寒论》内，亦有"勿药为中工"之训。又张子和著《儒门事亲》书，其中有语友人陈敬之云：小儿有病，不如勿用庸医，但恐妻妾怪其不医，宜用汤浸蒸饼令软，丸作白丸，给其妻妾，以为真药，服之以听天命，最为上药。后丙戌岁，群儿病泄泻，用药者皆死。惟敬之守子和之戒，其儿虽病，得以无恙。

以上所引，一为圣人之至训，一为名医之精论，载在简册，昭于日月，人第[1]习而不察耳。夫以伤寒剧病，抑且可以勿药。而况小儿气血几何，岂可委之以庸医之手，试之以无妄之药乎？此子和之所以教敬之之不服药为愈也。仆承师训，久悯于此，欲效忠告之良谋，用救方今之恶习。爰列若干门于后，以贻夫世之贵小儿而好服药者，奉为金鉴云。

卷之二：诊治法论第二

凡诊小儿之法，诸书皆以面部及手纹为识病之资。其所援引，率皆渺昧难凭，烦琐无要。其于诸大家所谓望、

① 第：但是。

闻、问、切四者之诊，置闻、问、切三者于不讲，可得谓之为良医乎？

夫小儿言语不通，病情难识，则尤当以望、闻、问、切为诊治之要。盖望其形色，则有以知其邪正之盛衰。审其声音，则有以别其禀赋之强弱。询其向背，则有以识其性情之好恶。察其脉息，则有以明其表里之寒热。苟能细心求之，则表、里、寒、热、虚、实皆得其真，用药自无不当。

奈何近日幼科，学术更浅，一遇小儿有病，不是从事于表，便是攻伐其里。迨至真阳外越，虚热日增，则清凉并进，一味胡猜。不独望、闻、问、切四者不知，抑且置虚、寒二症于不问。嗟乎！曾不知迩来气化日薄，今人禀赋更虚，加以婴儿气血未坚，脏腑柔脆，些小病痛，其元气已不能支。而堪庸劣之徒，寒热不分，虚实莫辨，妄意揣摩，任情剥削者乎？

兹则掀翻底蕴，直指精微，专以望、闻、问、切四者为纲，以揭明表、里、寒、热、虚、实六者之要。俾学者有所依据，庶几不致颠倒混施，诛伐无过，或于婴儿有厚幸矣。

至于用药之法，宁勿药，毋过剂；宁轻，毋重；毋偏寒，毋偏热；毋过散，毋过攻。须遵《内经》“邪之所凑，其气必虚”之训，时以保护元气为主。知乎此，于婴儿诊治之道，思过半矣。至于虚寒败症，则非峻用温补，不可挽回。毋得稍涉因循，致令不救，此又不可不知也。

卷之三：表论第三

小儿表症，谓外感风寒，其见证必先发热。然发热之证有三，最宜详辨，不可一概混同施治也。其在冬月感于寒者，头痛，身痛，项背强，恶寒，壮热无汗，脉浮而紧，此太阳表证；用药得法，一汗即解，详见实论。其感于风者，头痛，鼻塞，流涕，发热，或有汗恶风，或无汗恶寒，或咳嗽干呕，脉浮而数或紧，此四时之感冒是也；治法不可大发散，微表之即已，如易简参苏饮、惺惺散之类主之。大抵近日人情，爱护小儿者众，富贵之家，重衣厚褥；贫贱之子，亦皆衣絮，以致汗液不断，腠理疏泄，偶触微风，即成感冒。是以迩来小儿，冬月感寒之症，百无一二，而伤风发热之症恒多也。

至若内因于虚，发热之症极多，最为疑似，人殊不知，更宜详辨。如阳虚生寒，阴虚发热；血虚发躁而热；

气虚自汗不能食而热；气虚注夏[①]而热；暑湿合病而热；汗后阴虚，阳无所附而热；汗后阳虚，阴无所附而热；阳气下入阴中，昼安静，夜烦躁而热；重阳无阴，夜安静，昼烦躁而热。以上诸症，同一发热也，若误表之必死。其次则又有变蒸之热、将发痘疹之热，亦同一发热也，而援守各异。每见庸医，一遇发热，动皆表散。殊不知病有微甚，热有虚实，虽同一发热，而治法殊途，攻补迥别。

业幼科者，于临症之际，务宜细心体认，必先问其病之新久，曾未服药，以及一切爱恶情状。然后再察其热之温壮，形之强弱，脉之虚实，色之夭泽，合四者以决之，庶无误人于夭札也。盖外感为暴病，其发热也骤，必手背热，脉浮，身热无汗，仍须分别虚实以治之，详见虚实门。若无手背热，脉浮，身热，无汗等症，或发热已久，则非外感证矣，治者审焉。

附方

易简参苏饮　治感冒发热头痛，与因痰饮凝积，发而

① 注夏：病名，于夏令季节发病，证见头痛、身倦、脚软、食少、体热。注与疰通，即疰夏。《丹溪心法·卷一》云：“注夏属阴虚，元气不足，夏初春末，头疼脚软，食少体热者，是宜补中益气汤去柴胡、升麻加炒柏、白芍药。”

为热，并宜服之。亦治中脘痞闷，呕逆恶心，小儿、室女[1]尤宜服之。

前胡　人参如无，以好党参代之　**紫苏　干葛　半夏　茯苓**各三分　**枳壳　陈皮　甘草　桔梗　木香**各二分

上㕮咀，每服四钱，水一盏，生姜七片，枣一枚，煎至六分，去渣服。

惺惺散　治小儿伤寒时气，风热头痛，目眵多睡，痰壅咳嗽喘急，或痘疹已出未出疑似之间。

人参　白术炒　**茯苓　甘草　北细辛　川芎　桔梗**炒，各等分

上为末，每服二钱，入薄荷五叶，水煎服一方有防风、天花粉。

卷之四：里论第四

凡治小儿里症，亦惟“宜忌”二字而已，要在辨之明而见之确耳。夫小儿元气无多，脏腑脆嫩。若夫当下而不下，则津液消烁，所谓“急下以救胃中津液”是也。不当下而下，则里气受伤，邪反乘虚内陷，其祸更甚。

① 室女：旧指未出嫁的女子。

今将宜忌诸形症，辨晰于下。如禀气素实，汗不解，发热谵语，舌苔黄厚，渴而引饮，大便秘，小便赤，腹满拒按，手足心热，脉沉而实，此为阳邪入里，宜下之；虽二三日，若见上项诸症，亦宜下之。如调胃承气汤、四顺清凉饮之类，少少与之。贵在与病相值，恐多下亡阴也。不可拘于庸医“下不厌迟”之说，谬称稳当，必待至七日之后始下也。

如太阳证，表未罢，脉浮大恶寒者，此邪在表，虽十余日，亦不宜下；呕多者，不可下；太阳阳明合病，喘而胸满者，不可下；恶水者，不可下；禀赋虚者，不可下；逆厥者，不可下。仲景先生云：日数虽多，但有表证而脉浮者，犹宜发汗；日数虽少，若有里证而脉沉者，即宜下之。此不可不知也。此外有因气虚阳脱而谵语者，乃大虚之症，当用参附之剂，不得认为实症而误下之也。慎之！慎之！至于伤食停积，小儿虽间亦有之，然皆必由脾虚不运而致。《经》所谓“邪之所凑，其气必虚者”是矣。

每见庸医肆行克伐，或遇表证，亦云有里。以致小儿外邪未解，里气已伤，往往变症蜂起而不可救。受此害者，不知凡几，殊堪痛恨。曾不知下者，下其邪耳，非饮食积滞之谓也。世人阴受此害者比比矣，故特表而出之，兼详实论。

附方

调胃承气汤 治太阳阳明不恶寒，反恶热，大便秘结，日晡潮热凡阳明病有二证，在经者当解肌，入腑者当攻下。

大黄 **芒硝** **甘草**各等分

上㕮咀，每用一二钱，量儿大小，水煎，消息[1]服之。

四顺清凉饮 治大人小儿血脉壅实，脏腑生热，面赤烦渴，睡卧不宁，大便秘结。

大黄 **当归** **芍药** **甘草**各等分

上㕮咀，量儿大小，每服一二钱，水煎服。

卷之五：寒论第五

小儿属寒之症，有外感，有内伤，有症变虚寒，三者不同，治法各异。假如内伤，必由脾土虚寒，或禀赋不足，或将护失宜，或乳哺不节，以致食不运化，而见清冷吐泻者，但察其面色萎黄，肢凉神倦，脉沉无力，安静不渴，此属阳虚生寒，宜五君子煎、理中汤主之。抑或能食之儿，过餐生冷，而见上项诸症者，亦理中汤主之。

至若症变虚寒，则由元气素虚，五脏亏损，或因寒凉

① 消息：斟酌。

克伐，阳气受伤，而见面青唇黯，吐泻，手足并冷者，此属脾土虚寒，干姜理中汤主之。若面色皖白，吐泻腹痛，口鼻气冷者，属寒水侮土，益黄散主之。若更兼吃逆，手足指冷，用六君子汤加炮姜、肉桂。如不应，急加附子。其次，或以病后，或以吐泻，或以误用药饵，或受风寒，而致气微神缓，昏睡露睛，痰鸣气促，惊跳搐搦，如俗所谓慢惊者，此属脾肾虚寒之候，宜温补之，详见辨惊风之误论。再其次，则脾肾虚寒之甚，以致吐泻不止者，宜附子理阴煎，或六味回阳饮，量儿大小与之。若但泄泻不止者，宜胃关煎主之。第吐泻之症，亦间有属热者，但当以手足寒温，脉象迟数，面色青赤，渴与不渴为辨。

至如外感寒邪，则其病在表，宜详表论，兹不复赘。

此外，则又有初生小儿，百日之内，觉口冷腹痛，身起寒粟，时发战栗，曲足握拳，昼夜啼哭不已，或口噤不开者，名曰胎寒。亦或生后昏昏多睡，间或哯乳泻白，若不早治，必变虚寒败症，宜以冲和饮、当归散，合和水煨姜煎服之，使之微泄。泄行，进匀气散调补。泄止气匀，神安痛定，手足舒伸。次用参苓白术散，以养胃气；白芍药汤，去其寒湿。乳母宜节生冷饮食，庶易瘥也。

又手足稍冷，唇面微青，额上汗出，不顾乳食，至夜多啼，夜重日轻，肠痛肠鸣，泄泻清水，间有不泄，颇似前症，但无口冷寒战者，名曰脏寒，亦在百日之内有之。皆因临产在地稍久，冷气侵逼；或以凉水搀汤洗儿；或断脐带短而又结缚不紧，为寒气所伤。如此，宜以白芍药汤及冲和饮，加盐炒茴香、茱萸、水、姜煎，乳母同服。又胃中虚冷，面色皖白，腹痛不思食者，益黄[1]散主之。若不下利，调中丸主之。

大都小儿病症，虚寒者多。凡一见面色青白，肢冷神疲，脉沉无力，蜷曲而卧，食少不渴，声音迟缓者，皆是虚寒之候，急宜温补。业幼科者，毋得狃[2]于俗见，谬谓小儿阳体多热，不敢温补，致多害事，宜深戒之。

附方

五君子煎　治脾胃虚寒，呕吐泄泻兼湿者。

人参　**白术**炒　**茯苓**　**干姜**各等分　**炙甘草**减半

上㕮咀，水煎服。

理中汤　治太阴病，自利不渴，阴寒腹痛，短气咳嗽，霍乱呕吐，饮食难化，胸膈噎塞；或疟疾、瘴气、瘟疫，中气虚损，久不能愈；或中虚生寒等证。

人参　**白术**炒　**干姜**炒　**炙甘草**各三两

① 黄：底本作“广”，今据文意校勘。
② 狃（niǔ 扭）：拘泥，因袭。

上为末，每服二三钱，水煎温服。

益黄散 治脾胃虚寒（又名补脾散）。

陈橘皮一两 **青橘皮** **诃子肉** **甘草**各半两，剉炒 **丁香**二钱

上为细末，每服二钱，水一盏，煎至六分，食前温服。

东垣先生云：阎孝忠编集《钱氏方》，以益黄散补土。又言：风旺必克脾土，当先实其脾。昧者不审脾中寒热，一例用补脾药；又不审药中有丁香、青皮，辛热大泻肺金。脾虚之症，岂可反泻其子？惟寒水反来侮土，中寒呕吐，腹痛泻痢青白，口鼻中气冷，益黄散神治之药也。如因服热药巴豆之类，过剂损其脾胃；或因暑天伤热，积热损其脾胃，而成吐泻，口鼻中气热而成慢惊者，不可服之。

六君子汤 治脾胃虚弱，饮食少思，或久患疟痢，或食饮难化，或呕吐吞酸，或咳嗽喘促。若虚火等证，须加炮姜，其功尤速。

人参 **白术**炒 **茯苓**各二钱 **炙甘草** **制半夏** **陈皮**各一钱

上姜、枣水煎。

附子理阴煎 治真阴虚弱，胀满呕哕有物无声曰吐，有

声无物曰哕，有物有声曰呕，痰饮恶心，吐泻腹痛，及命门火衰，阴中无阳等证。

熟地三五七钱或一二两　**当归**二三钱或五七钱　**制附子**一二三钱　**炙甘草**一二钱　**干姜**炒黄一二钱　**或加肉桂**一二钱

水二盅，煎七八分热服此方系理阴煎加附子，故名附子理阴煎。其理阴煎功用甚宏，详见本书，兹未细录。

六味回阳饮　治阴阳将脱等症。

人参一二两或数钱　**制附子**二三钱　**炮干姜**二三钱　**炙甘草**一钱　**熟地**五钱或一两　**当归身**三钱，如泄泻者或血动者，以冬术易之，多多益善

水二盅，武火煎七八分，温服。如肉振汗多者，加炙黄芪四五钱或一两，或冬白术三五钱。如泄泻者，加乌梅二枚，或北五味二十粒亦可。如阳虚上浮者，加茯苓二钱，如肝经郁滞者，加肉桂二三钱。

胃关煎　治脾肾虚寒作泻，或甚至久泻，腹痛不止，冷痢等症。

熟地三五钱或一两　**山药**炒，二钱　**白扁豆**炒，二钱　**炙甘草**一二钱　**焦干姜**一二三钱　**吴茱萸**制，五七分　**白术**炒，一二三钱

水二盅，煎七分，食远温服。泻甚者，加肉豆蔻一二钱，面炒用，或破故纸亦可。气虚势甚者，加人参随宜

用。阳虚下脱不固者，加制附子一二三钱。腹痛甚者，加木香七八分，或加厚朴八分。滞痛不通者，加当归二三钱。滑脱不禁者，加乌梅二个，或北五味子二十粒。若肝邪侮脾者，加肉桂一二钱。

冲和饮 治感冒风寒，头疼发热，肩背拘急，恶心呕吐，腹痛膨胀，兼寒湿相搏，四肢拘急，冷气侵袭，腰足疼痛。

苍术米泔水浸一宿，去粗皮，剉片，炒微黄色，一两二钱 **人参**去芦 **前胡**去芦 **桔梗**炒，各五钱 **枳壳**去穰，麸炒微黄色 **麻黄**去节 **陈皮**去白，各三钱 **川芎** **白芷** **半夏**汤洗七次，姜汁浸，晒干，炒 **当归**酒洗 **薄桂**去粗皮 **赤茯苓**去皮 **白芍药**各二钱半 **干姜** **厚朴**去粗皮，姜汁浸一宿，慢火炒干，各二钱 **甘草**炙，七钱半

上剉，每服二钱，水一盏，姜二片，葱白一根，煎七分，无时温服。伤冷恶心呕吐，煨姜同煎。开胃进食，加枣子煎，空心温投。寒疝痛，入盐炒，茱萸、茴香同煎。

当归散 顺调气血，和解表里，爽利心腹，疏理百病，及治温热停积，自痢，烦躁不宁。

当归去芦，酒洗 **赤芍药**各二两 **甘草**半生半炙，一两 **大黄**半生半泡，一两二钱 **川芎** **麻黄**制，各半两

上剉，每服二钱，水一盏，姜二片，煎七分，无时

温服。

匀气散 主调补通利后，及冷疝腹痛，气滞不和。

桔梗二两，剉，炒 **陈皮**去白，一两 **缩砂仁** **茴香**各半两 **白姜**二钱半，炮 **粉草**四钱，炙

上剉，焙为末，每服半钱或一钱，空心沸汤调服。冷疝腹痛，烧盐汤调下。

参苓白术散 主脾胃虚弱，饮食不进，多困少气，中满痞噫呕吐逆。此药不寒不热，性味和平，常服调脾悦色，顺正去邪。

人参去芦 **白茯苓**去皮 **粉草** **白术**炒 **白扁豆**炒，去壳 **山药**去黑皮 **缩砂仁** **薏苡仁** **桔梗**剉，炒。九味，各一两 **莲子肉**去心，一两二钱

上剉，焙为末，每服半钱或一二钱，用枣汤空心调服，或温米汤亦可。

白芍药汤 治冷疝腹痛，及误汗误下，即坏证伤寒是也。并宜先服，次投对证之剂。

白芍药一两五钱 **泽泻**去粗皮，七钱半 **甘草**二钱，炙 **薄桂**去粗皮，一钱半

上㕮咀，每服二钱，水一盏，煎七分，空心温服。误汗误下，加人参、南木香各二钱。脐下痛，入生姜及盐同煎，或加钩藤亦好。

调中丸 治脾胃虚寒吐泻。

人参 **白术**炒 **甘草**炙，各五钱 **干姜**炮，四钱

上为末，蜜丸绿豆大，每服二三十丸，白汤下。若肾水侮土而虚寒者，加半夏、茯苓、陈皮；或呕吐，更加藿香；泄泻，加木香。

卷之六：热论第六

小儿属热之症，脉必洪数而实，色赤作渴，烦躁饮冷，声音雄壮，二便秘结。然其中有属虚者，最宜明辨，不可不慎也。假如心热，则额间色赤，烦躁，惊悸。若饮水，或叫哭者，属心经实热，宜泻心散，以清心火。若色微赤，困卧惊悸，热渴饮汤，则属心经虚热，宜秘旨安神丸，以生心血。

肝热则左脸青赤，项强顿闷，目劄[1]瘛疭，此属肝经风热，宜柴胡清肝散主之。若色微赤，倏热咬牙，则属肝经虚热，宜地黄丸主之。

肺热则右脸赤，或主风邪，气粗，咳嗽，发热，宜参苏饮或惺惺散主之。若饮水者，属肺经实热，宜泻白散主

① 劄（zhá 扎）：同“札”，眨。

之。若色微赤，小便不利，乃脾肺燥热，不能化生肾水，宜黄芩清肺饮主之。若哽气出气，唇白气短，则属肺经虚热，宜五味异功散主之。

脾热则鼻赤身热，饮水，乳食如常，属脾胃实热，宜泻黄散，清热理脾。若色微赤，身凉饮汤，乳食少思，则属脾经虚热，宜五味异功散，补中健脾。

肾热则颏间色赤，足不欲覆。若肾与膀胱气滞热结而小便不通者，宜五苓散主之。若色微赤，则属膀胱阳虚，阴无所化，宜六味地黄丸主之。

至若吐、泻二症，间有因于热者，亦宜详辨。假如吐乳色黄，不能受纳，此属胃经有热，宜先用泻黄散，次用人参安胃散。然当验其手指热，则属胃热；若手指冷，则属胃寒矣，宜兼详寒论。至如因热而泻者，则必大便黄赤有沫，小便赤少，口干烦躁，宜四苓散主之。如更兼右腮色赤，饮冷者，属胃经实热，宜泻黄散主之。若右腮微赤，喜热恶冷，则属胃经虚热矣，宜白术散主之。若右腮及额间俱赤，属心脾翕热[1]，宜泻黄散加炒黑黄连。若左颊右腮俱赤，属肝火乘脾，宜四君子汤加柴胡。

大抵泻症，最伤元气。若热泻过甚，必变虚寒，宜兼

① 翕热：即翕翕发热，中医证名，表热不甚，如羽毛之拂，形容热候之轻微。

参寒论。盖始病而热者，邪气胜则实也。终变为寒者，真气夺则虚也。久病而热者，内真寒而外假热也。久泻元气虚寒，急宜温补，不得误执热论。

再如阳虚发躁，内实真寒而外似热症者，如目赤作渴，身热恶衣，扬手掷足，欲投于水，但诊其脉，洪数无伦，重按无力，是为假热，宜急投参附之剂，引火归元。若误进清凉，入口必死。症之疑似有如此者，医者可不慎欤？此外，如胎毒火丹，口疮重舌，衄血便血，以及疳热等症。虽亦云属热，然皆各有虚实之不同，是亦不可不明察之也。

附方

泻心散　治心经实热。

黄连

上为末，每服五分，临卧温水调下。

秘旨安神丸　治心血虚而睡中惊悸，或受惊吓而作。

人参　**半夏**制　**酸枣仁**炒　**茯神**各一钱　**当归**酒洗　**橘红**　**赤芍药**炒，各七分　**五味子**杵，五粒　**甘草**炙，三分

上为末，姜汁糊丸（芡实大），每服一丸，生姜汤下。

柴胡清肝散　治肝胆三焦风热怒火，或乍寒乍热，往

来寒热发热，或头发疮毒等症。

柴胡一钱半　**黄芩**炒，一钱　**人参**一钱　**川芎**一钱　**山栀**炒，一钱半　**连翘**五分　**甘草**五分　**桔梗**八分

上水煎服。

地黄丸　治肾肝血虚，燥热作渴，小便淋秘，痰气上壅；或风客淫气，患瘰疬结核；或四肢发搐，眼目瞤动；或咳嗽吐血，头目眩晕；或咽喉燥痛，口舌疮裂；或自汗盗汗，便血诸血；或禀赋不足，肢体瘦弱，解颅失音；或畏明下窜，五迟五软，肾疳肝疳；或早近女色，精血亏耗，五脏齐损。凡属肾肝诸虚不足之症，宜用此以滋化源，其功不可尽述。

熟地黄八钱，杵膏　**山茱萸肉**　**干山药**各四钱　**泽泻**　**牡丹皮**　**白茯苓**各三钱

上为末，入地黄膏，量加米糊丸（桐子大），每服数钱，量儿大小，温水空心化下。行迟鹤膝，加鹿茸、牛膝、五加皮。

参苏饮　治感冒发热头痛，伤风咳嗽，伤寒呕吐，胸膈不快，痰饮凝结。

紫苏　**前胡**　**陈皮**　**制半夏**　**干葛**　**茯苓**　**枳壳**炒　**桔梗**　**人参**各三分　**甘草**一分

上为末，每用一二钱，姜、枣，水煎服。

泻白散

地骨皮　桑白皮炙，各一两　**甘草**炙，钱[1]

上为末，每服一二钱，入粳米百粒，水煎。

黄芩清肺饮　治肺热，小便不利，宜用此清之。

栀子　黄芩减半

上为末，每服一二钱，水煎。如不利，加盐豉二十粒。

五味异功散　治脾胃虚寒，饮食少思，呕吐，或久患咳嗽，虚浮气逆，腹满等症。

人参　白术炒　**茯苓**各等分　**甘草**炙　**陈皮**减半

上加姜、枣，水煎服。

泻黄散　治脾热吐舌。

藿香叶　甘草各七分半　**山栀**一钱　**石膏**五分　**防风**二钱

上用蜜酒微炒为末，每服一二钱，水煎。

五苓散　治暑热烦躁，霍乱泄泻，小便不利而渴，淋涩作痛，下部湿热。

白术　猪苓　茯苓各七分半　**肉桂**五分　**泽泻**一钱二分

上为细末，每服一二钱，水煎。

人参安胃散　治脾胃虚弱，伤热乳食呕吐，泻痢。

人参一钱　**黄芪**二钱　**生甘草　炙甘草**各五分　**白芍**

① 钱：底本此处缺字。

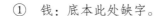

药酒炒，七分　**白茯苓**四分　**陈皮**三分　**黄连**炒，二分

上每服二三钱，水煎。

四苓散

即前五苓散去肉桂。

白术散　治脾胃气虚，作渴饮汤；或因吐泻，津液亏损，烦渴引饮；或脾胃虚弱，腹胀泻渴，弄舌流涎，手足指冷，宜服之，和胃气，生津液。

人参　**白术**炒　**藿香叶**　**木香**　**甘草**　**白茯苓**各一两　**干葛**二两

上为末，每服二钱，水煎。

四君子汤　治脾胃虚弱，饮食少思；或大便不实，体瘦面黄；或胸膈虚痞，吞酸痰嗽；或脾胃虚弱，善患疟痢等症。

人参　**白术**炒　**茯苓**各二钱　**甘草**炙，一钱

上加姜、枣，水煎服，或加粳米百粒。

惺惺散（方见表论）

卷之七：虚论第七

小儿虚症，无论病之新久，邪之有无，但见面色青白，恍惚神疲，口鼻虚冷，嘘气怫郁，肢体倦怠软弱，喜

热恶凉，泄泻多尿。或乍冷乍温，呕恶惊惕，上盛下泄，夜则虚汗，睡而露睛，屈体而卧，手足指冷，声音短怯，脉象缓弱虚细，是皆属虚之症，急宜温补脾胃为要，仍须分别以治之。

如气虚者，四君子汤；血虚者，四物汤；气血俱虚者，八珍汤；气虚自汗者，四君子汤；血虚发躁者，当归补血汤；表虚者，宜固其气；里虚者，宜实其中；阳虚恶寒者，宜温分肉；阴虚发热者，宜滋肾肝；脾肺气虚者，四君子汤、五味异功散、补中益气汤；肝肾血虚者，六味丸①、加味四物汤。

汗后阴虚，阳无所附而热者，四物加参、芪；汗后阳虚，阴无所附而热者，四君加芎、归；久事表散，而身热不退者，阳气虚也，补中益气汤；过用攻下，而滑泄不禁者，脾肾虚也，六神散、胃关煎。又虚必生寒，宜详寒论。至于虚热，亦详见热论。此外虚症尚多，详见各条，宜并玩之。

附方

四物汤　治血虚营弱，一切血病，当以此为主。

熟地黄　**当归**各三钱　**川芎**一钱　**白芍药**二钱

① 丸：底本作“九”，今据文意校勘。

水二盅，煎服。

八珍汤 治气血两虚，调和阴阳。

人参 **白术** **茯苓**等分 **炙甘草**减半 **熟地** **当归**等分 **白芍**减半 **川芎**倍减

水煎，或加姜、枣、粳米同煎。

当归补血汤 治血气损伤，或因误攻致虚，肌热口渴，目赤面红，脉大而虚，重按全无，及病因饥饱、劳役者。

黄芪炙，一两 **当归**三钱

水一盅半，煎八分服。

补中益气汤 治劳倦伤脾，中气不足，清阳不升，外感不解，体倦食少，寒热疟痢，气虚不能摄血等症。

人参 **黄芪**炙 **白术**炒 **甘草**炙，各一钱五分 **当归**一钱 **陈皮**五分 **升麻** **柴胡**各三分

上加姜、枣，水煎，空心午前服。

加味四物汤

即前四物汤加山栀、柴胡、丹皮。

六神散 治面青啼哭，口出气冷，或泄泻不乳，腹痛曲腰，四肢厥冷。

人参 **白术**炒 **山药**炒，各五钱 **白茯苓** **白扁豆**炒，各一两 **甘草**炙，二钱

上为末，每服二三钱，姜、枣，水煎。

四君子汤（方见热论）

五味异功散（方见热论）

六味丸（方见热论）

胃关煎（方见寒论）

卷之八：实论第八

小儿属实之症，惟表、里、食积三者而已。盖表邪实者，必头项体痛，腰痛背强，壮热无汗，脉象浮紧有力，宜从表散。如在冬月，宜羌活冲和汤主之。若在春、夏、秋三时，则宜易简参苏饮或惺惺散之类主之。若兼倦怠昏睡，则属正不胜邪，宜四柴胡饮或五柴胡饮之类主之。

里邪实者，必舌苔黄厚，口燥唇疮，作渴喜饮，大小便秘，腹痛拒按，声音洪壮，伸体而卧，睡不露睛，手足指热，脉象沉数有力，宜从攻下，如调胃承气汤或四顺清凉饮之类主之。若汗后身热不退，脉象弦洪数实，大便坚秘者，柴胡饮子。

夫所谓实者，邪气实耳，非元气有余之谓也。医者临症之际，果属实邪，于应表应下之药，皆当作小剂，少少与之。要在中病即止，不可过剂，务宜顾定元气，斯无孟浪[1]偾事之非。

至于饮食停积，必寸口脉浮大，按之反涩，腹皮热，大便酸臭，然必由脾虚不运而致。于消导药中，慎毋损及中气，宜多温中健脾之品，俾得自强不息之妙，如消乳丸、香橘饼、理中汤之类主之。若伤食甚而或兼厚味积热者，宜大安丸；少少与之。俟食积稍消，仍当以五味异功散调补之。

此外，如目直大叫，项急烦闷，肝之实也，泻青丸、抑肝散主之；若筋急血燥，抽搐劲强，斜视目瞪，则属肝之虚矣，地黄丸主之；叫哭发热，饮水而搐，心之实也，导赤散、泻心汤主之；若惊惕不安，则属心之虚矣，秘旨安神丸主之；困睡身热，饮水，脾之实也，泻黄散主之；若呕吐泄泻，不食，痞满，倦卧，牙紧流涎，手足牵动，则属脾之虚矣，益黄散或六君子加炮姜、木香主之；闷乱喘促，饮水，肺之实也，泻白散主之；若气促多汗，则属肺之虚矣，四君子汤或五味异功散主之。

肾无实，惟痘疮黑陷，为邪气实，而肾则虚也，地黄丸主之；若二便不禁，津液枯槁，声瘖目戴，肢体厥逆，肾虚极也，补中益气汤兼六味地黄丸主之。大抵小儿实症无多，若禀赋素虚，或病患已久，或过服克伐之剂，皆当

① 孟浪：粗率；疏误。

作虚症施治，不得概以为实也。慎之！慎之！

附方

羌活冲和汤 治四时不正之气，感冒风寒，憎寒壮热，头痛身痛，口渴，人人相似者，此方主之。薛氏[①]云：治太阳无汗，发热头痛恶寒，脊强，脉浮紧；又治非时暴寒人中之头痛，恶寒发热，宜此方治之。以代麻黄汤用，太阳经之神药也。

羌活 **防风** **苍术** **白芷** **川芎** **生地** **黄芩** **甘草** **细辛**减半

上加姜、枣，水煎，热服取汗。

四柴胡饮 治元气不足，或忍饥劳倦而外感风寒；或六脉紧数微细，正不胜邪等症。必须培助元气，兼之解散，庶可保全，宜此主之。若但知散邪，不顾根本，未有不元气先败者。慎之！慎之！

柴胡一二三钱 **甘草**炙，一钱 **生姜**三五七片 **当归**二三钱，泻者少用 **人参**二三钱或五七钱，酌而用之

水二盅，煎七八分，温服。如胸膈滞闷，加陈皮

① 薛氏：指明代医家薛铠和其子薛己。薛铠撰，薛己增补有儿科著作《保婴撮要》（二十卷），初刊于明·嘉靖三十五年（1556年）。

一钱。

五柴胡饮 脾土为五脏之本，凡中气不足而外邪有不散者，非此不可。此与四柴胡饮相表里，但四柴胡饮止调气分；此则兼培血气，以逐寒邪，尤切于时用者也。凡伤寒、疟疾、痘疮，皆所宜用。

柴胡一二三钱 **当归**二三钱 **熟地**三五钱 **白术**二三钱 **白芍**炒用，一钱五分 **甘草**炙，三钱 **陈皮**酌用或不必用

水一盅半，煎七分，食远热服。寒胜无火者，减芍药，加生姜三五七片；或炮干姜一二钱；或再加桂枝一二钱，则更妙。脾滞者，减白术。气虚者，加人参随宜。腰痛者，加杜仲。头痛者，加川芎。劳倦伤脾，阳虚者，加升麻一钱。

柴胡饮子 解肌热、蒸热、积热，或汗后余热，脉洪实弦数，大便坚实者。

柴胡 **人参**各五分 **黄芩** **白芍**各七分 **当归**一钱 **甘草**四分 **大黄**八分

上每服一二钱，水煎。

按：此方用药颇善，但大便如常者，勿得轻用大黄。

消乳丸 治呕吐，消乳食，脉沉者，伤食不化也。

香附炒 **砂仁** **陈皮** **神曲**炒 **甘草**炙 **麦芽**炒，等分

上为末，米糊丸，黍米大，每服二十丸，姜汤下。

香橘饼 治伤冷积泻。

木香 **青皮**各一钱 **陈皮**二钱半 **厚朴** **神曲**炒 **麦芽**炒，各半两

上为末，蜜和为饼，每服一枚，米饮调下，病久及元气虚者勿用。

大安丸 治饮食酒积停滞，胸膈痞满，腹胀。

神曲炒 **陈皮** **半夏**制 **茯苓**各一两 **山楂肉**蒸，晒，三两 **连翘** **萝卜子**炒，各五钱 **白术**二两

上为末，粥丸绿豆大，量大小，每服一二十粒，米饮下一方尚有炒麦芽一两、黄芪五钱。

泻青丸 治肝胆火，并小儿急惊发搐，眼赤睛疼。

龙胆草 **当归** **川芎** **防风** **羌活** **山栀** **大黄**等分

上为末，炼蜜丸桐子大，量大小，每服十丸。

抑肝散 治肝经虚热发搐；或发热咬牙；或惊悸寒热；或木乘土而呕吐痰涎，腹胀少食，睡不安。

软柴胡 **甘草**各五分 **川芎**八分 **当归** **白术**炒 **茯苓** **钩藤勾**各一钱

上水煎，子母同服，以蜜丸，名抑青丸。

导赤散 治心火，及小肠热证，小便赤涩而渴。

生地 **木通** **生甘草**各等分

上加竹叶二十片，水煎服一方加人参、麦门冬。

易简参苏饮（方见表论）

惺惺散（方见表论）

调胃承气汤（方见里论）

四顺清凉饮（方见里论）

理中汤（方见寒论）

五味异功散（方见热论）

地黄丸（方见热论）

泻心汤（即泻心散，方见热论）

秘旨安神丸（方见热论）

泻黄散（方见热论）

益黄散（方见寒[1]论）

六君子汤（方见寒论）

泻白散（方见热论）

四君子汤（方见热论）

补中益气汤（方见虚论）

① 寒：底本作“热”，今据文中内容校勘。

卷之九：辨惊风之误论第九

小儿急慢惊风之说，古书不载，后人妄立名目，概用金石脑麝[①]之品，贻害至今，杀人不知凡几。虽代有名哲，因世俗胶结既久，猝难更正。故著作之家，不得不仍以“惊风”二字目之矣。

夫小儿形气未充[②]，易生恐怖，又何尝无惊吓之症。是凡骤闻异声，骤见异形，或跌扑叫呼，雷声鼓乐，鸡鸣犬吠，一切闻所未闻，见所未见，皆能致病。治法：急宜收复神气为要。此即《内经》所谓“大惊猝恐之症”是也。

但当以“惊吓”二字立名，不当以“惊风”二字目之矣。此立名之妄，其误一也。其次，亦有因惊吓而致肝心二脏木火俱病者，用药但宜泻心平肝，其病自已，亦非金石脑麝所宜投，其误二也。至于慢惊，或因吐泻，或因病后，或因过服克伐之剂，或脾胃素虚，以致脏腑虚损已极，全属虚寒败症，急宜温补；无风可逐，无惊可疗，而名之曰“慢惊”，更属谬妄，其误三也。

此外，如伤风发搐、伤食发搐、潮热发搐、将见痘疹

① 脑麝：龙脑与麝香的并称，亦泛指此类香料。

② 充：底本作“克”，今据文意校勘。

发搐、太阳病变痉，以及天钓[1]、内钓[2]、痫症之类，皆有搐掣反张强直之状，世人不知，昧于分别，往往亦混作惊风施治。且或委之于无知妇人之手，致令无辜赤子横遭夭折，其误四也。

今将以上各条辨症论治之法，汇列于后，俾临症者有所指归，一洗从前陋习，庶几登赤子于寿域矣乎。

大惊猝恐

小儿气怯神弱，猝见异形，猝闻异声，最伤心胆之气。《内经》云：大惊猝恐，则气血分离，阴阳破散，经络厥绝，脉道不通。阴阳相逆，经脉空虚，血气不次，乃失其常。又惊则气散，又恐伤肾；惊伤胆，其候则面青、粪青，多烦多哭，睡卧惊惕，振动不宁。治法：急宜收复神气为要，宜秘旨安神丸或独参汤、茯神汤之类主之。若妄进金石脑麝之品，是犹落井而又下之以石矣。

因惊吓而致肝心二脏木火俱病者

乳儿之母，嗜食肥甘，或酒后乳儿，或将护失宜，衣

① 天钓：中医病证名，又名天钓惊风、天吊惊风，急惊风类证之一。患儿发作时，头向后仰，眼目上翻，壮热惊悸，手足抽掣，甚则爪甲青紫，多因内有痰热郁滞，外夹风邪所致。

② 内钓：中医病证名，急惊风类证之一。患儿表现为腹痛多啼，唇黑囊肿，伛偻反张，眼内有红筋斑白，常为寒气壅结所致。

衾太暖，致令小儿邪热郁蒸，积于心而传于肝。盖心藏神而肝藏魂，猝被惊触，神魂恐怖，心肝之气亦伤。心虚则邪热得以乘之，肝虚则内风旋绕，以致夜卧不稳，或笑或哭，忽尔闷绝，目直上视，牙关紧急，口噤不开，手足搐掣，身热面赤，脉数引饮，口中气热，二便黄赤，或秘，搐而有力，为邪气实。宜导赤散，更加干地黄、防风、竹叶，连进三服；或兼辰砂抱龙丸，少少与之，用以导心经之邪热，息肝脏之虚风，其病即愈。倘肆用香散走窜或寒凉攻伐之剂，必变为虚寒败症，不治者多矣，宜兼详虚实二论。

虚寒败症

凡小儿病后，或吐后泻后，或脾胃素虚，或误服药饵，或过服克伐之剂，或感受风寒，而致气微神缓，昏睡露睛，手足厥冷，身体或冷或热，或吐或泻，涎鸣气促，口鼻气冷，惊跳瘛疭，搐而无力，乍发乍静，面色淡白，或眉唇青赤，脉象沉迟散缓，或细数无神，此盖举世共诧为慢惊风者是也。

殊不知病本于虚，脏腑亏损已极，无风可逐，无惊可疗，全属虚寒败症，不必尽由惊吓而致。

盖脾虚不能摄涎，故津液妄泛而似痰；火虚则身寒，口中气冷；木虚故搐而无力。每见世医狃于陋习，辄作惊风施治，致令百无一救。此无他，良由前人立名之不慎，以致此耳。若更乞灵于无知妇人，则其死更速。盖斯时一点真气，已届半续半离之际，一经动摇，鲜有不随手而脱者，吁可哀也。主治之法：急宜温补脾胃为要，如四君子汤，五味异功散加当归、酸枣仁，东垣黄芪汤。

若脾土虚寒甚者，六君子加炮姜、木香；不应者，急加附子。脾肾虚寒之甚或吐泻不止者，附子理阴煎或六味回阳饮。若但泄泻不止者，胃关煎。若元气亏损已极而至昏愦者，急灸百会穴百会在头顶正中，取之之法，用线量前后发际及两耳尖，折中乃是穴也，兼服金液丹。凡此贵在辨之于早，而急为温补之，始克有济。倘稍涉迟疑，则必致不救。慎之！慎之！宜兼详虚论。

伤风发搐

凡小儿身热脉浮，口中气热，呵欠顿闷，手足搐搦者，此因伤风而得之，宜大青膏或人参羌活散之类主之。若搐而肢体倦怠，口气不热，则属虚矣，宜异功散以补脾，钓藤饮以制肝，则搐自止矣。

若月内小儿搐而鼻塞，亦属风邪所伤，宜用葱白七茎、生姜一片，细擂，摊纸上，合置大人掌中令热，急贴囟门案：方书，顶中央旋毛中为百会，百会前一寸为前顶，百会前三寸即囟门，少顷即搐止而鼻亦利矣。寻常小儿伤风，亦可用之。愈后取去，仍当以绵胭脂一片，周围以热面糊护之，以蔽大人口鼻之气为善。

伤食发搐

凡小儿饮食过度，致伤脾胃，呕吐多睡，不思乳食，忽然而搐者，此因伤食得之，宜消食丸。若食既消而前症仍作，或见虚象者，此脾土伤而肝木乘之也，宜六君子加钩藤勾以健脾平肝，慎勿肆用消导而致变坏症也。

潮热发搐

小儿潮热发搐，谓因潮热不已，血虚筋急而发搐也。所谓潮热者，谓时间发热，过时即退，来日依时而发，如江海之潮汐，而罔或愆期也。原其所自，由于因热而致搐，不由惊吓而致病。若妄作荒诞之惊风施治，则大误矣。主治之法：要不外乎虚、实、寒、热四者而已。

假如病因于肝，其候则身体壮热，目上视，手足动摇，口生热涎，颈项强急，当用地黄丸以补肾，泻青丸以治肝。若兼作渴饮冷便结，属肝胆经虚热，用柴芍参苓散；若更兼自汗盗汗，属肝胆经血虚，用地黄丸；若口吻流涎，属肝木克脾土，用六君子汤主之。

假如病因于心，其候则心惕，目上视，白睛赤，牙关紧急，口内涎生，或渴而饮水，手足动摇，当用导赤散以治心，地黄丸以补肝。若渴而饮汤，体倦不乳，属土虚木旺，用六君子地黄丸主之。

假如病因于肺，其候则不甚搐而喘，目微斜视，身热如火，睡露睛，手足冷，大便淡黄水，当用益黄散以补脾，泻青丸以治肝，导赤散以治心。若身体微热，属脾肺虚热，用异功散；若喘泻不食，手足逆冷，属脾肺虚寒，用六君子加炮姜、木香；若久病而元气虚者，用六君子地黄丸主之。

假如病因于肾，其候则不甚搐而卧不稳，身体温壮，目睛紧斜，喉中有痰，大便银褐色，乳食不消，多睡不省，当用益黄散以补脾，导赤散以治心。若吐泻不乳，厥冷多睡，属寒水侮土，用益黄散；不应者，用六君子加姜、桂主之。大都治搐之法，皆当以固脾肺之气为先。盖土旺金生，则肝木有制，不来乘脾，其搐自止。治者审焉，宜兼详虚实二论。

将见痘疹发搐

凡小儿于将见痘疹之时，必先发热。热甚则阴分受伤，或心移热于肝，以致风火相搏而见手足搐搦，口眼歪斜者，亦常有之。《经》云：诸风掉眩，皆属于肝。又云：诸痛痒疮，皆属于心。盖心主热，热甚则肺经受克，不能制伏肝木，热则生风，风火相搏，神气不安，故惊惕而发搐也。苟或妄以惊药治之，则心寒而肌敛，毒必内陷，害可胜言哉。主治之法：当察其所属而调剂之。

如发热无汗，表邪甚而搐者，柴归饮或惺惺散之类主之。烦渴饮冷，里热甚而搐者，导赤散或辰砂六一散之类主之。肝胆热甚，大便秘结，烦躁而搐者，泻青丸主之。热甚见血而搐者，犀角地黄汤主之。风热既退，则痘随出而搐自止矣。然此皆治实之法，此外有因禀赋素虚，心脾不足而搐者，但当以面色青白，神气怯弱为辨，宜七福饮，或养心汤，或六气煎加枣仁主之。

太阳病变痉

仲景先生云：身热足寒，头项强急[①]，恶寒，时头热，面赤，目脉赤[②]，独头面摇，卒口噤，背反张者，痉病也。发热无汗，反恶寒者，名“刚痉”。发热汗出，不恶寒者，名“柔痉”。又曰：太阳病，发汗过多[③]，因致痉。

① 头项强急：据《金匮要略》为“颈项强急”。

② 目脉赤：据《金匮要略》为“目赤”。

③ 发汗过多：据《金匮要略》为“发汗太多”。

小儿肌肤嫩薄，腠理不密，血液未充，易于感冒。往往初传太阳一经，便觉身强多汗，筋脉牵动，人事昏沉，是即变痉症也。良由热甚伤阴，汗多伤液，血气内虚，筋失所养，以致此耳。主治之法：若初病便痉，表邪未解，阴虚无汗身热者，宜人参羌活散，或三柴胡饮，或四柴胡饮之类主之。若因汗出太多，或过事表散，阳气虚甚者，宜参附汤、参归汤、人参建中汤之类主之。若汗出兼火，脉见洪滑，证见烦躁，或痰热甚者，用丹溪人参竹沥之法主之。若身微热，脉不紧数，此表邪已随汗解，不必再用发散，只宜专顾正气为要，宜五福饮之类主之。若大虚而脉见沉细阴胜者，宜大营煎、大补元煎、十全大补汤之类主之。

其次，有以误下伤阴，或泄泻过度，或湿症误汗，或疮家误汗，或亡血过多，或妇人产后，或伤暑，或中风之类，种种不一，皆能致痉。奈何世医不明此理，以小儿太阳初病变痉而谬名之曰“急惊风”；以汗下过度，神气微弱，口开眼张而名之曰“慢惊风”；以妇人产后，血虚发痉而名之曰“产后惊风”；以损伤亡血过多变痉而名之曰“破伤风”；以暑伤正气，汗多厥逆而名之曰“暑惊风”；以及体虚非风之类，不知皆属极虚之症，动以“惊风”为名，辄投开关镇坠之品，致使真气益虚，邪反内陷，死亡相继，何生民之不幸，若此其甚也。业幼科者，毋得以头摇口噤，反张搐搦，便妄作惊风施治，以致误人不救也。

天钓内钓

天钓之状，发时头目仰视，惊悸壮热，两目反张，泪出不流，手足搐掣，不时悲笑，如鬼祟所附，甚者爪甲皆青，由乳母厚味积热，贻儿为患，或外感风邪所致，宜内服钩藤饮，外用双金散吹鼻。

至于内钓，其状则腹痛多喘，唇黑囊肿，伛偻反张，眼尾赤色，或内脏抽掣，作痛狂叫，或泄泻缩脚，亦由乳母起居不慎，或为寒气所乘而致，宜钩藤饮、五味异功散加干姜、木香；甚者宜加肉桂，进乳食者可治。若因乳母郁怒伤肝，宜兼治其母，宜用逍遥散加熟地或加味归脾汤，俱加漏芦，子母同服。

痫症

小儿痫症，多因禀受先天不足，或因妊母七情所伤，传儿为患。发之之状，其候则神气怫郁，眼瞪，面目牵引，口噤涎流，肚腹膨胀，手足搐掣，或项背反张，或腰脊强直，或仆地作声，醒时吐沫，但当以四体柔弱，发而时醒者，是即痫症也。第五脏不同，治法各异，阴阳有别，难易殊途，宜详言之。

假如面赤目瞪，吐舌啮唇，心烦气短，其声如羊者，此心痫也，宜养心汤、妙香散主之。假如面青唇青，两眼上窜，手足挛掣反折，其声如犬者，此肝痫也，宜地黄丸主之；若搐而有力，宜柴胡清肝散主之。假如面黑目振，口吐涎沫，形体如尸，其声如猪者，此肾痫也，宜地黄丸大剂煎汤主之。假如面如枯骨，目白反视，惊跳反折，摇头吐沫，其声如鸡者，此肺痫也，宜补肺散主之。若面色萎黄，土不生金也，宜异功散主之。若面赤色，阴火上冲于肺也，宜地黄丸主之。假如面色萎黄，目直腹满，四肢不收，其声如牛者，此脾痫也，宜异功散主之。若面青泻利，饮食少思，木来乘土也，宜六君子加木香、柴胡主之。以上五脏所属，主治之大法也。

至若阴阳难易，则以发热，抽掣仰卧，面色光泽，脉浮者为阳，易治；若身冷，不搐覆卧，面色黯黑，脉沉者为阴，难治。要皆元气不足之症也，通宜用紫河车研膏，加人参、当归末，糯米粥糊丸，多服取愈。若妄用祛风化痰克伐之剂，或初发时，误作惊风施治者，必死。大凡小儿平日，宜察其耳后高骨间，若有青脉纹者，宜即抓破出血，可免斯患。

此外又有因汗出当风，或脱换衣服，风邪乘虚暗袭，致见目青面红，迷闷搐掣，涎潮屈指，如计数者，名曰“风痫”。宜先用消风丸少少与之，继即用补中益气汤，兼六味地黄丸或八珍汤之类主之，兼宜服紫河车丸。又有因伤食过甚，以致嗳吐酸气，发搐，大便酸臭者，名曰“食痫”，即俗所谓“食厥者”是也，宜详伤食发搐条，兹不再赘。

上凡十条，其候虽各有不同，而其搐搦之状，似与世之所谓惊风者相仿佛，其实病各不同，主治亦互异，真不啻有霄壤之别、冰炭之分焉。究其相沿，概谓惊风之说。由于不细心探讨前人之书，但概谓之惊风，则其法为较通俗而易耳。殊不知此门一开，遂令天下业幼科者，只抱数方，便为神术，或更独标其名曰“惊科”，大可叹也。吾今而立是说，非发前人所未发，实启后来之大觉耳。吾于操缦者[1]，有厚望焉。

附方

独参汤　治诸气虚气脱及反胃呕吐喘促，粥汤入胃即吐，凡诸虚症垂危者。

人参二两，如无力之家，以上好党参代之

用水一升，煎取四合，乘热顿服，日再进之，兼以人

① 操缦者：操弄琴弦的人，借指儿科医生。

参煮粥食之，尤妙。

茯神汤　治胆气虚寒，头痛目眩，心神恐惧或是惊痫。

人参　**黄芪**炒　**枣仁**炒　**熟地**　**白芍**炒　**柏子仁**炒　**五味子**　**茯神**各一两　**桂心**　**甘草**炒，各五钱

上为末，每服二三钱，水煎。

辰砂抱龙丸　此药利惊疏风，豁痰清热，并治伤寒，伤风，咳嗽生痰，喘急，昏沉发热，鼻流清涕，或风暑热症，睡中惊掣，痧疹癍疮，胎风、胎惊、胎热等症，邪气实者。

天竺黄四钱，须要嫩白者　**牛胆星**一两　**朱砂**四钱，一半为衣　**天麻**五钱　**雄黄**秋冬三钱，春减半，夏二钱　**麝香**三分，痘疹中不用　**防风**三钱　**甘草**三钱

上为细末，蜜丸芡实大，雪水糊丸尤佳，姜汤或薄荷汤磨服。痘疹时行，加天花粉四钱，同药糊丸。

东垣黄芪汤　《治惊论[1]》：外物惊，宜镇心以黄连安神丸；若气动所惊，宜寒水石安神丸，大忌防风丸。治风，辛温之药必杀人，何也？辛散浮温热者，火也，能令母实，助风之气盛，皆杀人也。因惊而泄青色，先镇肝以朱砂之类，勿用寒凉之气，大禁凉惊丸。风木旺，必克脾

① 治惊论：即出自李东垣所著《兰室秘藏下卷·治惊论》。

胃，当先实其土，后泻其木。阎孝忠编集《钱氏方》以益黄补土，误矣。其药有丁香辛热助火，火旺土愈虚矣；青橘皮泻肺金；丁香辛热，大泻肺与大肠；脾实当泻子，今脾胃虚，反更泻子而助火，重虚其土，杀人无疑矣。其风木旺证，右关脉洪大，掌中热，腹皮热，岂可以助火泻金？如寒水来乘脾土，其病呕吐腹痛，泻痢青白，益黄散，圣药也。今立一方，先泻火补金，大补其土，是为神治之法。

黄芪二钱　**人参**一钱　**甘草**炙，五分

上㕮咀，作一服，水一大盏，煎至半盏，去渣，食远服。加白芍药，尤妙。

此三味，皆甘温能补元气，甘能泻火。《内经》云：热淫于内，以甘泻之，以酸收之。白芍药酸寒，寒能泻火，酸味能泻肝而大补肺金，所补得金土之位大旺。火虚，风木何由而来克土？然后泻风之邪。

金液丹　旧方主病甚多，大抵治气羸。凡久疾虚困，久吐利不瘥，老人脏秘，伤寒脉微，阴厥之类，皆气羸所致，服此多差。大人数十丸至百丸，小儿以意裁度多少，皆粥饮下。羸甚者，化灌下。小儿久吐利垂困，药乳皆不入，委顿待尽者，并与数十丸，往往自死得生。少与即无益。尝亲见小儿吐利已极，已气绝弃诸地，知其不救，试

谩与服之，复活者数人。

硫黄十两

上取精莹者，研碎入罐子，及八分为度，不可满；外用益母草同井泥捣，固济罐外，约厚半寸，置平地，以瓦片覆罐口，四面炭五斤拥定，以熟火一斤，自上燃之；候罐子九分赤，口缝有碧烟，急退火，以润灰三斗覆至冷，剖罐取药，削去沉底滓浊，准前再煅，通五煅为足（急用可三煅止）；药如熟鸡卵气，取并罐埋润地一夜，又以水煮半日，取药，柳木槌研细，滴水候扬之无滓，更研令干；每药一两，用蒸饼一两汤释化，同捣丸之，曝干密贮，听用。

大青膏 治伤风痰热发搐。

天麻 **青黛**各一钱 **白附子**煨 **乌蛇**酒浸，取[①]肉，焙 **蝎尾**各五分 **天竺黄** **麝香**各一字[②] 案：古法用一字者，以药堆满钱上之一字也，用二字者同，亦有只用半字者

上为末，生蜜丸豆大，每用半粒，薄荷汤化下。

人参羌活散 治伤风惊热。

人参 **羌活** **川芎** **白茯苓** **柴胡** **前胡** **独活** **桔梗** **枳壳** **地骨皮** **天麻**等分 **甘草**炙，减半

① 取：底本作“去”，今据文意校勘。

② 一字：即一钱匕的四分之一量。

上用生姜、薄荷，水煎。治惊热，加蝉蜕。

钩藤饮 治天钓潮热。

钩藤 **人参** **犀角屑**各半两 **全蝎** **天麻**各二分 **甘草**半分

上为末，每服一钱，水煎。

消食丸 治乳食过多，胃气不能消化。

砂仁 **陈皮** **神曲**炒 **麦芽**炒 **三棱** **蓬术**各半两 **香附**炒，一两

上为末，神曲糊丸，麻子大，量儿大小，每服数分，白汤送下。

柴芍参苓散 治肝胆经分患天泡等疮，或热毒瘰疬之类。

柴胡 **白芍** **人参** **白术**炒 **茯苓** **陈皮** **当归**各五分 **丹皮** **山栀**炒 **甘草**各三分

上每服二钱，水煎。

柴归饮 治痘疮初起，发热未退。无论是痘是邪，疑似之间，均宜用此平和养营之剂，以为先著。有毒者可托，有邪者可散；实者不致助邪，虚者不致损气。凡阳明实热邪盛者，宜升麻葛根汤；如无实邪，则悉宜用此增减主之。

当归二三钱 **白芍**或生或炒，一钱五分 **柴胡**一钱或

一钱半　**荆芥穗**一钱　**甘草**炙，七分或一钱

水一盅半，煎服，或加生姜三片。血热者，加生地；阴虚者，加熟地；气虚脉弱者，加人参；虚寒者，加炮姜、肉桂；火盛者，加黄芩；热渴者，加干葛；腹痛者，加木香、砂仁；呕恶者，加炮姜、陈皮。若治麻疹，或以荆芥易干葛；阴寒盛而邪不能解者，加麻黄、桂枝。

辰砂六一散　解烦热，止渴，利小水。

粉甘草一两　**桂府滑石**飞，六两　**朱砂**三钱

上为极细末，量儿大小，每服一二三钱，开水调下。

犀角地黄汤　治劳心动火，热入血室，吐血衄血，发狂发黄，及小儿疮痘血热等症。

生地四钱　**白芍**　**丹皮**　**犀角**镑，各一钱五分。如欲取汗，退热，必用尖生磨搀入和服，方妙

上水一盅半，煎八分服，或入桃仁（去皮、尖）七粒，同煎，以治血症。

七福饮　治气血俱虚而心脾为甚者。

人参随宜　**熟地**随宜　**当归**二三钱　**白术**炒，一钱五分　**甘草**炙，一钱　**枣仁**二钱　**远志**制，三五分

上水二盅，煎七分，食远温服。或加生姜三五片。

养心汤　治心血虚怯，惊痫或惊悸怔忡，盗汗无寐，发热烦躁。

人参　黄芪　远志　当归　川芎　枣仁　五味子　肉桂　柏子仁　白茯苓　茯神　半夏曲各三钱　**甘草**炙，四钱

上每服二三钱，姜、枣，水煎。

六气煎　治痘疮气虚，痒塌[1]倒陷，寒战咬牙，并治男、妇阳气虚寒等症。

黄芪炙　**肉桂　人参　白术**炒　**当归　甘草**炙

上分量随宜，水煎，加减照六物煎法，详见痘论六物煎下。

三柴胡饮　凡素禀阴分不足；或肝经血少而偶感风寒者；或感邪不深，可兼补而散者；或病后、产后感冒，有不得不从解散，而血气虚弱，不能外达者，宜此主之。

柴胡二三钱　**白芍**一钱半　**甘草**炙，一钱　**陈皮**一钱　**生姜**三五片　**当归**二钱

上水一盅半，煎七分，温服。如微寒咳呕者，加半夏一二钱；溏泄者，以当归易熟地。

参附汤　治真阳不足，上气喘急，呃逆自利，脐腹疼痛，手足厥冷，呕恶不食，自汗盗汗，气短头晕等症。

人参　制附子须参倍于附或等分，不拘五钱或一两，酌宜姜，水煎服。

① 塌：底本作"瘍"，据文意改。

参归汤（一名团参散，一名人参汤）　治心虚血热，自汗盗汗。

人参　**当归**等分

上为末，每服二钱，用雄猪心一个，切三片，以一片煎汤调服。

人参建中汤　治虚劳自汗。

甘草炙　**桂枝**　**生姜**各三两　**大枣**十二枚　**白芍**六两　**胶饴**一升，即麦芽糖　**人参**二两

上水七升，煮取三升，去渣，入胶饴，更上微火消解，温服一升，日三服此汉时分量，权量与今时不同，酌宜用之可也。呕家不可用建中汤，以甜故也。

丹溪人参竹沥之法　丹溪云：痉比痫为虚，宜带补，多是气虚，有火兼痰，用人参竹沥治之，不用兼风药。

人参　**竹沥**

上将人参煎汤，入竹沥和服。

五福饮　治五脏气血亏损者，此能兼治之，足称王道之最。

人参主心　**熟地**主肾，俱随宜用　**当归**主肝，二三钱　**白术**主肺，炒一钱半　**甘草**主脾，炙，一钱

水二盅，煎七分，温服，或加生姜三五片。凡治气血俱虚等证，以此为主。或宜温者，加姜、附；宜散者，加升

麻、柴、葛，左右逢源，无不可也。

大营煎 治真阴精血亏损，及妇人经迟血少，腰膝筋骨疼痛，或气血虚寒，心腹疼痛等症。

当归二三钱或五钱 **熟地**三五七钱 **枸杞**二钱 **甘草**炙，一钱 **杜仲**二钱 **牛膝**一钱五分 **肉桂**一二钱

水二盅，煎七分，食远温服。如寒滞在经，气血不能流通，筋骨疼痛之甚者，必加制附子一二钱，方效。如带浊腹痛者，加破故纸一钱（炒用）。如气虚者，加人参、白术；中气虚寒呕恶者，加炒焦干姜一二钱。

大补元煎 治男、妇气血大坏，精神失守，危剧等症。此回天赞化，救本培元第一要方。

人参补气补阳以此为主，少则用一二钱，多则用一二两 **熟地**补精补阴以此为主，少则用二三钱，多则用二三两 **山药**炒，二钱 **杜仲**二钱 **当归**二三钱，若泄泻者去之 **山萸**一钱，如畏酸、吞酸者去之 **枸杞**二三钱 **甘草**炙，一二钱

水二盅，煎七分，食远温服。如元阳不足多寒者，加附子、肉桂、炮姜之类，随宜用之。如气分偏虚者，加黄芪、白术；如胃口多滞者不必加；如血滞者，加川芎，去山萸；如滑泄者，加五味、破故纸之属。

十全大补汤 治气血俱虚，恶寒发热，自汗盗汗，肢体困倦，眩晕惊悸，晡热作渴，遗精白浊，二便见血，小

便短少，便泄闭结，喘咳下坠等症。

人参　**白术**炒　**茯苓**　**甘草**炙，减半　**熟地黄**　**当归**　**白芍药**减半　**川芎**照芍药更减一半　**黄芪**炙　**肉桂**钱许

上水煎温服。

双金散　治天钓，目久不下。

蜈蚣一个去头、足、尾，用真酥涂抹，慢火炙黄，置砧子上，面南立，用竹刀子当脊缝中亭，利作两半个，左边者入一贴子，内写“左”字；右边者，亦入一贴子，内写“右”字，不得交错，错即大误矣。慎之！慎之　**麝香**一钱，细研，先将左边者同于乳钵内，研作细末，却入在“左”字贴内收起；别用乳钵将右边字者，入麝香同研极细，却入“右”字贴内收，不得相犯

每有病者，眼睛钓上，止见白睛兼角弓反张，更不能出声者，用细苇筒子，取“左”字贴，内药少许，吹在左边鼻里。右亦如之。用药不可多，若眼未全下，更添些少，以意量度，其眼随手便下即止。

逍遥散　治肝脾血虚及郁怒伤肝，少血目暗，发热胁痛等症。

当归　**白芍**　**白术**炒　**茯苓**　**甘草**炙　**柴胡**各等分

上加煨姜、薄荷少许，水煎。

加味归脾汤　治脾经血虚发热等症。

人参　**黄芪**炙　**白术**炒　**茯苓**　**枣仁**各二钱　**远志**

当归各一钱　木香　甘草炙，各五分　柴胡　山栀各一钱

水二盅，加圆眼肉七枚，煎七分，温服。

妙香散　治心气不足，惊痫，或精神恍惚，虚烦少寐，盗汗等症。

辰砂三钱　麝香一钱　木香煨，二钱五分　茯苓　山药　茯神　远志　黄芪炙，各一两　桔梗　甘草　人参各五钱

上为极细末，每服一钱，温酒或白汤调服。

补肺散　治肺虚，恶心喘急，久患咳嗽，有痰。

阿胶一两五钱，炒　鼠粘子炒　马兜铃各五钱　杏仁七粒　糯米一两　甘草三钱

上每服二三钱，水煎。

紫河车丸　治癫痫。

紫河车肥大者一具　人参　当归二味酌用为末

上将河车生研烂，入二药，加糯米粥少许捣，丸桐子大，每服五七十丸，日进三服，人乳化下。凡先天不足，后天亏败者，俱可随宜增用药物，照此制服，无不可也。或将河车用酒炖[1]熟亦佳。

消风丸　治风痫，先宜此药。

胆星二钱　羌活　独活　防风　天麻　人参　荆芥　川芎　细辛各一钱

① 炖：底本作“顿”，今据文意校勘。

上为末，蜜丸桐子大，每服二丸，薄荷紫苏汤调化下。

秘旨安神丸（方见热论）

导赤散（方见实论）

四君子汤（方见热论）

五味异功散（方见热论）

六君子汤（方见寒论）

附子理阴煎（方见寒论）

六味回阳饮（方见寒论）

胃关煎（方见寒论）

异功散（即五味异功散，方见热论）

地黄丸（方见热论）

泻青丸（方见实论）

益黄散（方见寒论）

惺惺散（方见表论）

四柴胡饮（方见实论）

柴胡清肝散（方见热论）

补中益气汤（方见虚论）

八珍汤（方见虚论）

卷之十：不可饿论第十

《内经》云：人之所受气者，谷也；谷之所注者，胃也；胃者，水谷气血之海也。又曰：人以水谷为本，故人绝水谷则死。又曰：人受气于谷，谷入于胃，以传于肺，五脏六腑，皆以受气。又曰：真气者，所受于天，与谷气并而充①身也。又曰：谷不入，半日则气衰，一日则气少矣。又曰：营气之道，纳谷为实。又曰：脾者，仓廪之官；胃者，水谷之海，六腑之大源也。又曰：五脏皆禀气于胃，胃者，五脏之本也。又曰：有胃气则生，无胃气则死。李士材曰：婴儿既生，一日不再食则饥，七日不食，则肠胃涸绝而死。

《经》云：安谷则昌，绝谷则亡，犹兵家之饷道也。饷道一绝，万众立散；胃气一败，百药难施。一有此身，必资谷气，顾饮食之于人，不綦②重欤？岂知近日医流，毋论大人小儿，凡遇发热，不分表里虚实，便一概禁绝其饮食，而惟扬属为尤甚，至有“饿不死伤寒”之说。愚夫愚妇，习焉不察，至死不悟。

嗟乎！胃气者，元气也；饮食者，人之所赖以生者

① 充：底本作“克”，今据《黄帝内经》原文改。

② 綦（qí 其）：很，非常。

也。人非饮食，何以生乎？且夫风寒外感，未曾传里之时，其邪在表，里本无病，其人自能食。若表不解，邪传入里，其人自不能食。方其在表能食之时，医者妄绝其饮食，是先绝其胃气也。胃气一伤，则诸脏无所禀气而皆伤矣。诸脏之气皆伤，则正不胜邪；正不胜邪，则无以捍御外侮，势必邪气乘虚内陷，而直入堂奥矣。

若曰：风寒宜饿。试问仲景先生《伤寒论》第一条：风伤卫，服桂枝汤后，令人啜热稀粥一升余，以助药力。谷气内充，则邪不能入，且俾胃中阳气鼓动，邪自作汗而解者，为何说也？况汗生于阴，非饮食无以生阴长阳。所宜禁者，生冷黏滑、肉面五辛、酒酪臭恶等物耳。此或因从前病家不耐甘淡，仍食黏滑肉面之物，医者不免有勿多食之戒。愚者闻之，错会其说，遂至承认袭谬。贻害至今，杀人无已。在大人或可自知饥甚难支，犹可追呼索食。在小儿则口不能言，任人布置，势必轻病变重，辗转呻吟，不至饿死不止。伤心惨目，莫此为甚。间有愈者，亦必羸弱不堪，致使壮者怯而弱者夭。

孙真人云：小儿有病，宜单乳不哺，足可证今人清饿之谬。历览名家所著之书，亦从未有“饿”之一字。盖人之既长，全资谷气以为生；婴孺之时，必赖乳饮以为命。吾今与医家、病家约，凡于外感之症，毋论大人小儿，若其能食者，不必禁其食；不能食者，当思所以食之。要之能食之病，其病必不死，虽弗药可也。不能食之病，除伤食、恶食外，医者务求其所以而治之；俾其能食，则其病亦自愈。有志于生命者，慎毋以习俗相沿，亦蹈饿人之弊也。吾特于此谆谆而详戒之。

卷之十一：治痘论第十一

痘疮一证，由先天伏毒触后天时行之气而后发。在上古，民物贞淳，并无所谓痘疮之说。至于后世，乃至人人不免，为婴儿生死一大关头。虽曰天地之气运使然，要亦人事之不古耳。其候有三：曰顺、险、逆。辨之有四：曰寒、热、虚、实。盖顺症可不必治，自愈；逆症难治、难愈；所宜治者，惟险症而已。所谓险症者，或由天时不正，或因禀赋素虚，或兼外感，或挟内伤，或将护失宜，或服药谬妄，率皆人事之不齐，非痘疮之自为险逆也。

尝见近日幼科，动称火毒，大黄、石膏之属，率意轻投，致使脾肾生气大伤，势必毒气乘虚内陷。冤乎！冤乎！此非医为之乎？且夫痘疮见点之后，毒气悉已发越在表，最忌攻里。前人戒妄汗、妄下，已不胜谆切详尽，何后人之懵懵也？主治之法，辨列于后，宜详观之。然欲无险逆而求万全，莫如种痘，附种痘说。

表虚见证主治之法

表虚之状，初发热时，其热必微，或恶寒，身振振摇动，如疟之状，宜柴葛桂枝汤加黄芪主之。或寒热往来，四肢厥冷，面色青白；或多汗恶风，或怠惰嗜卧，脉必浮细而弱，宜温中益气汤、参芪内托散或十宣散之类主之。若初见点便作痒者，宜六气煎加川芎、白芷、防风、荆芥，或十宣散之类主之。

若表虚不能约束毒气，以致一齐涌出，颗粒细碎者，实表解毒汤主之。若表虚无力托送，以致痘出不快者，实表解毒汤、十宣散、保元汤之类主之。若已见齐而痘色灰白，顶陷或伏陷；或不起发，不光泽；或色嫩皮薄；或痒塌；或如水泡；或摸不碍手；或根窠不红；或倒靥[1]；或不能结痂者，脉必细数无力，悉是表虚之候，宜保元汤、十全大补汤、六气煎之类主之。若已成浆，不因吐泻而忽见寒战者，表虚甚也，养卫化毒汤主之。

表实见证主治之法

表实之状，初热之时，壮热无汗，恶寒，头疼身痛，脉浮紧数。如在冬月寒胜之时，宜人参败毒散主之；如时

① 倒靥（yè 业）：指痘疮不能结痂。

令喧热，宜升麻葛根汤主之；如不寒不热，天气温和之时，宜柴归饮主之。然此皆为表实者宜之，设或禀赋素虚，或表邪不甚，或肢体潮润，或已见点，虽升麻葛根汤亦不宜用，矧[①]败毒散乎？倘误表之，必致溃烂之变。其次，若面赤唇紫，眼红鼻塞，皮焦肤赤，手足热甚者，宜搜毒煎，或加柴胡；或柴归饮主之。

若已见点而痘色红紫，焮肿疼痛，或皮厚而硬，或痈肿斑疔，脉见浮洪滑实，里气亦实者，四味消毒饮、鼠粘子汤之类主之。若已见点而身热不退者，宜滋营气，芎归汤主之。不得肆用表散，盖妄汗能致斑烂也。慎之！慎之！若已见点而偶为风寒所感，痘出不快，身热加增者，此又宜微表之也，柴归饮主之。

表寒见证主治之法

表寒之状，不起发，不红活，根窠淡白，宜保元汤、六物煎、参芪内托散之类，少加酒同煎主之。若已起发而身凉痒塌、倒陷干枯者，宜保元汤、六气煎、十全大补汤之类[②]作大剂，亦少加酒煎主之；不应者，加鹿茸、附子。

① 矧（shěn 沈）：况且。
② 类：底本作“赖”，今据文意校勘。

表热见证主治之法

表热之状，肌肤大热，气粗喘满，烦躁狂言，宜羌活散郁汤、柴归饮之类主之。若身外热甚而唇润不渴，目无赤脉，大小便调，身虽大热，但熇熇然[1]，柴归饮主之。若已出而根窠红紫，宜四物汤、凉血养营煎之类主之。若已见点而顶赤发斑，凉血养营煎、犀角散之类主之。若头面红肿，紫黑焦枯，紫草快斑汤、凉血养营煎、六味地黄汤之类主之。若夹斑夹疹，眼红唇裂，凉血养营煎主之。

里虚见证主治之法

里虚之状，或因先病吐泻，或因误服寒凉之剂，或痘疮已出未出之间，而为吐泻呕恶，精神倦怠，喜热饮食者，宜六君子汤、五君子煎、理中汤、参姜饮之类主之。若少食，或不思食，或食亦不化，此脾胃之气虚也，宜五味异功散、四君子汤之类主之。若二便清利，或溏泄不渴，或气促声微，或神昏多睡，或腹膨嗳气，吞酸，脉见弱而无力者，宜人参理中汤、保元汤、六气煎之类主之。若痘未出，发热之初而见吐泻一二次即止者，其痘出必轻，不必治之，此又不可不知也。要之痘疮全赖里气完固，若里气虚损，则生机息矣。喜用石膏、大黄者，吾诚

① 熇熇（hè hè 贺贺）然：炽热貌。

不知其为何心也。

里实见证主治之法

里实之状，二便秘结，胸膈胀满，作渴喜冷，或唇燥咽干，口疮舌黑，脉见沉数有力，痘形未见之时，宜微下之，四顺清凉饮、当归丸之类，少少与之。若肢体热甚，柴胡饮子。若烦躁惊狂，声高谵语，脉见洪滑者，辰砂六一散、退火丹、导赤散之类主之。

若痘已隐隐见于皮肤之间，此痘已发越在表。若里症果急，宜微通其二便，断不可过用攻里之剂也。若妄下之，必致里虚而变内陷矣。慎之！慎之！要之近日属实之症不多，若妄用之，则大误矣。且痘疮最喜里气完实，自必能食，虽兼他症，以末治之可也。

里寒见证主治之法

里寒之状，大小便利，面青目白，或因脏腑素虚，或因误服凉药，而见疮白神倦，吐泻呕恶，气促肢冷，或腹胀腹痛，以致痘出不快，或已出而陷伏倒靥者，宜六气煎、九味异功煎、十二味异功散之类主之。

若已见齐或行浆之际，为凉药所误，以致吐泻寒战咬牙者，木香散、十二味异功散之类主之。然此二方，温则有余，补则不足，不若用九味异功煎为最妙。若因误食生冷而致腹胀腹痛或吐泻者，理中汤加肉桂、木香，或四君子加干姜、木香之类主之。若胃气虚寒，腹痛喜按者，黄芪建中汤主之。若脾肾虚寒，小腹作痛，泻利不止者，胃关煎主之。

大抵里寒之症，必由误服寒凉攻伐之剂所致。奈何近日幼科，胸中毫无的确明见，粗浅浮躁，肆用寒凉，致令小儿阳气受伤，里虚变逆，死者多矣，深堪哀悯。有人心者，其亦知所以自省矣。

里热见证[1]主治之法

里热之状[2]，烦躁狂言，口干大渴，内热自汗，小便赤涩，大便秘结，脉见沉数有力，宜退火丹、四顺清凉饮之类主之。若衄血，元参地黄汤加陈墨汁主之；尿血，大分清饮主之。若已出未出之际，衄血或尿血者，并宜犀角地黄汤主之。血止后，即宜用调元汤主之，或少加木通。若初见发热，便觉大渴，唇焦舌燥者，宜葛根解毒汤主之。

若火迫庚金而协热作泻者，必其脉见洪数，身有大热，口有大渴，喜冷恶热，烦躁多汗，中满气粗，痘色焮肿红紫，口鼻热赤，小水涩[3]痛，禀赋素实者，宜黄芩汤主

① 证：底本作“症”，今据文意校勘。
② 状：底本作“壯”，今据文意校勘。
③ 涩：底本作“池”，今据文意校勘。

之。然此症不多，断不可以此汤误治虚寒泄泻也。慎之！慎之！

又或已未见点之时，咽肿喉痛者，甘桔汤加牛蒡主之。若已见齐，起胀灌浆之时而见喉痛者，此因喉内有痘作痛，收靥时自愈，不必治之。若痘已出齐而脾肺有热，作渴喜冷者，宜人参麦门冬散主之。若痘出而夹斑夹疹，烦躁大渴，妄言妄见，双解散主之。以上皆当与各条参看，果属里热，始无贻误，倘稍涉疑似，则害人不浅矣。慎之！慎之！

顺逆

身无大热，痘脚稀疏，根窠红绽，不泻不渴，乳食不减，四肢温和，声音清亮，精神如常，脉象和缓，此属顺症，不须服药自愈。至若逆症，咳嗽声哑，饮食挫喉，一恶也；腹胀气促，闷乱不宁，二恶也；渴泻不止，咬牙寒战，三恶也；疮嫩易破，痒塌不止，四恶也；紫黑灰色，顶陷喘渴，五恶也。若按上法急为救疗，十中尚可全活八九。慎勿以其恶，遂弃而不治也。

此外尚有轻变为重，所犯者七：一不忌口味生冷滑腻，致令脾胃受伤；二先曾泄泻里虚，不能托毒出外；三过服表药或不避风寒，致损表气；四饵凉药及妄用攻里之剂，致令里气虚寒，毒气不能发出；五秽气所触（详见种痘说内），盖血气闻香则顺，闻臭则逆，顺则易出易靥，逆则难愈；六生人辄至，及僧尼孝服；七犯房室，又重变为轻，反凶为吉。

所慎者五：一谨避风寒。二身常和暖，寒则添衣，热则减去，务得中和，毋令太过不及。三节饮食，大忌西瓜、柿、橘、菱角、水蜜等冷物，恐内伤胃气；及肥肉油腻，滑肠作泻，酸咸作渴，酒、葱、蒜、鱼、羊腥物作痒；务使脾胃充实，则痘疮易出易靥也。四大便稠，饮食调和，不致泄泻；一日二日一次为调，日行二三为利，宜急用甘温补脾药；若值灌浆之时，虽三四日不行，不得误以为秘。五按法调理，补气血，顾脾胃，避风寒，节饮食，毋妄汗，毋妄下。斯皆可以转重就轻，返逆[1]为顺，庶几不致变轻为重矣。

戒妄汗妄下

人之一身，本乎气血，气为卫，血为荣，气阳而血阴也。阳主动，所以畅冲隧道，运动枢机者也；阴主静，所以充溢脏腑，灌溉周身者也。然其所重，则又在乎脾胃。是故脾胃者，五脏六腑生化之大源也。《经》云：人之所

① 逆：底本作“道”，今据文意校勘。

受气者，谷也；谷之所注者，胃也；胃者，水谷气血之海也。

至于痘疮，则全资气血，但得气血充畅，则易出易收；气血不足，则变症百出。故始出之际，赖气血以载毒外出，继则因气血以起胀灌浆，终之以结靥落痂，莫非气血为之运化？倘气血稍虚，脾胃一损，则生机息而化源绝矣。奈何宋麟祥之《痘疹正宗》误用寒凉攻伐，致令愚盲幼科，避诸大家之烦，贪《痘疹正宗》归宗汤一方之易，遂至一时翕然用之。不分虚实寒热，妄行攻下，以致阴阳脾胃之气俱伤，变症因之蜂起，因而死者多矣。

盖妄汗伤阳，则凡气发灌浆收靥之力，皆失所赖，势必变为斑烂音哑，皮薄痒塌，外剥而死。故前人于痘疮见点之后，便禁用升麻葛根汤，恐发得表虚也。妄下伤阴，则凡脏腑化源，精神锁钥，饮食仓廪，皆为所败，是必变为陷伏，不起发，不灌浆，灰白倒靥，手足逆冷，吐利不食，寒战咬牙，腹痛虚胀，内攻而死。故前人禁用大黄、石膏、枳壳、生地、鼠粘、紫草、芩、连、栀子之属，恐攻得里虚也。故钱氏曰：疮疹惟用温平药治之，不可妄下及妄攻伐，良有以也。

陈氏云：痘以太阴脾肺二经为主，肺宜温而脾宜燥。万氏云：痘疮始终以脾胃为主，胃当养而脾当补。马氏云：痘以少阴心经为主，火不可太清，血不可太凉。三说皆是也。盖脾为孤脏，能灌四旁，则四脏皆赖一脏以养之。况脾属土而主肌肉，若能化水谷，成津液，灌溉诸经，令肌肉不枯，气血得其助，痘何难成？但寒土不能生物，必有阳气熏蒸于下，而后能成发育也。如草木之根在土，而冬月何以不生？以真阳之气息也。可见脾受水谷，化生津液，必藉火气，始能成腐化之功。

所谓火能所土，火乃土之母也。心为君火，能役相火，主乎血脉。若心火不息，血不寒凝，自能与脾之津液相为流通，痘自红润而鲜艳。所谓血主濡之，气主昫[①]之。气无血不走，血无气不行，气乃血之帅也，气行血亦行。肺统一身之气，主乎皮毛。若肺气充盈，自能与心之血脉相为周运，痘自尖圆而肥润，是血气充足，交会于前。脾生津液，助养于后，痘之成功，三脏缺一不可。若肝脏则无与焉。至于肾脏，如攻伐太过，或经泄泻，肾气损伤，则痘疮变黑，归肾而死矣。

薛氏曰：凡痘疮在四五日之间死者，毒气盛，真气虚而不能起发也。六七日之间死者，元气虚而不能灌脓也。旬日之外死者，邪气去，脾胃败而元气内脱也。治者但能决其死，而不知其死必本于气血亏损。苟能逆推其因而豫

① 昫（xù 旭）：同“煦”，温暖。

为调补，岂断无生理哉？盖起发、灌脓、结痂三者皆由脾胃荣养，不可妄投表下攻伐之剂，庶不误人于天札也。业幼科者，可不戒哉？

请更言之，试问《痘疹正宗》，专以归宗汤一方，肆用寒凉攻伐，欲以应无穷之痘，有是理乎？不待明智之士，自能觉其非矣。何幼科昧心丧良，故蹈其辙也？有力仁人，若能火其书，毁其板，使邪说息而正道行，则于婴儿造福不浅矣。

痘后

痘疮收靥落痂之后，其婴儿气血必虚。盖自初热伤阴，以至出齐、起发、灌浆、结靥、落痂，莫非气血之所为。且或体虚痘密，遍体不留余隙，果能一一冲托成实，则是周身气血皆为痘用。

周身气血皆为痘用，则未有不耗伤者。气血既皆为痘耗伤，则凡于落痂之后，必宜加意培补。纵有他症，皆当以末治之，务令气血得以充足复原，不致遗后日多疾之患。譬如以人搏虎，虎虽毙而人之气力伤矣。人之气力既伤，未有不需饮食酒肉以将息者。奈何近日俗习，不知此理，每于痘疮，皆喜进清凉之剂；于落痂之后，亦妄用黄连、栀子苦寒之属，谬曰“败毒”，致使脾胃生气大伤，饮食减少，尪羸孱弱，卒难复原，或即变生他症，仍归夭亡，可胜浩叹。

嗟乎！痘不成浆，由气血不能运化；痘既成浆，毒气已解。果使浆稠痂厚，则毒气全解。痂落之后，尚何余毒之可清？在禀赋壮实，血热瘢紫者，或堪其谬；若瘢色红淡或雪白者，服之必死。妇人无知，庸医谬习，沉迷痼结，祸世已深。仆思挽救，是以不惜谆复其词，用以代铎，以振世之聋聩云。

附种痘说

粤稽上古之世，民物贞淳，人心恬淡，并无所谓痘疮一症者。迨至有唐以后，风俗浇漓[①]，人情穿凿，淫泆嗜好，醇酒膏粱，六淫外干，七情内扰，脏腑郁蒸，气精滓浊，及至分形受质，两情相感，一气浑融，错杂之邪，交相施泻，胚胎之始，毒即伏焉。既生之后，必待天地时行疫疠之气，或挟外感内伤之邪，触之斯发，乃至遁为传染，比户皆然，为婴儿所必不能免，此父母遗毒之为害也如此。加以近日医无善术，用药乖离，遂至险逆相寻，死亡略半，此庸医之为害也，又如此。

嗟乎！父母爱子之心，何所不至？劬劳鞠育，惟疾之

① 浇漓：浮薄不厚，指社会风气浮薄。

忧，一旦为庸医所误，呼救何从？甚且宗祀攸关，赖此一线。抑或贞嫠忘死，守此藐孤，一遇差迟，含冤更惨。真令人言之痛心，闻之堕泪者也。幸至有宋，有神人出，而立种痘一法，乘儿[①]无病之时而种之。其种出之痘，少者不过数粒，多者不过数十粒而已，且不需服药，诚挽回造化，避危就安，万举万全之良法也。

本朝高宗仁皇帝[②]，仁被万方，德逾千古，悯兹良法方书未载，恐日久湮没失传，特于《御纂医宗金鉴》书内编辑《种痘心法要旨》，仰见仁慈，恩深保赤者矣。第迩来能种之子，皆有力之家。单寒之儿，犹然自出，岂不大负国家及在昔神人之初念乎？原其所以，屈于力有所不能耳。今喜博爱堂诸君子，发心择请种师，并资助衣食，广为贫家儿女种痘，洵[③]慈幼之盛举也，予甚乐焉。用是特缀数语，并冀广为劝导，使人人皆能效法诸君子，于以修福而广皇仁，端在是矣。功德岂有量哉？

种痘原所以去险履平，避危就安而设，务宜用种出之

① 儿：底本作“而”，今据文意校勘。

② 本朝高宗仁皇帝：即清高宗爱新觉罗·弘历（1711 — 1799年），年号乾隆。

③ 洵（xún 旬）：诚然，确实。

痘所落之痂作苗。其气纯正，无天行时毒[1]、外感内伤之邪夹杂于中，种出自然稀疏顺吉，应时成功，决无愆忒。若夫时痂，则断不可用。至于种法，宜以水苗为上。

下苗之后，调摄禁忌，不可不慎，自始至终，不可稍忽。如避寒热，慎饮食是也。假令天气严寒，盖覆宜温暖，勿使受寒，恐被寒气所触，则痘不得出；亦不可过于重棉叠褥，火器熏靠衣被，致热气壅滞，使痘不得宣发。天气和暖，盖覆宜适中，恐客热与毒相并，致增烦热；亦不可轻易着单露体，致风寒外侵，阻遏生发之气。此寒热所以贵得其平也。卧处常要无风，夜静不断灯火，不离亲人看守，一切食饮，宜豫为现成，以备不时之需。如时有迅雷烈风之变，宜谨帷帐，添盖覆，多烧辟秽香，以辟一时不正之气。

至于饮食，人之气血，藉以生化，痘之始终，全赖乎此。若饮食亏少，气血何所资助乎？但不可过甚。若过饮，则饮停不化津液；过食，则食滞壅遏气机。大凡吮乳之儿，不多乳，不阙乳。能食之儿，勿餐生冷黏硬，勿啖辛热炙煿，勿恣意茶水，勿饮凉浆，食不过饱，亦不令饥，此饮食所以贵得其平也。寒热饮食而外，则凡举止动作，既不可任意骄纵，亦不可过于拂逆。惟在调摄之人耐

① 天行时毒：底本作“行天时毒”，今据文意校勘。

其性[1]情，兢兢业业，善为保护。不但慎于既种之后，且当慎[2]于未种之先；不但慎于见苗之初，犹当慎于落痂之后。种师宜谆谆告诫，务期详细，使彼知关系匪轻，心存谨慎，如法调摄，可保万全。

至于禁忌，亦最紧要。凡种痘之家，房中最要洁净，切忌冲犯，宜明亮，不宜幽暗，勿詈骂呼怒，勿言语惊慌，勿对梳头，勿对搔痒，勿嗜酒，勿歌唱。凡房中淫泆气，妇人经候气，腋下狐臭气，行远劳汗气，误烧头发气，误烧鱼骨气，吹灭灯烛气，硫黄蚊烟、柴烟气，煎炒炙煿气，葱蒜、醉酒气，沟渠污浊气，霉烂蒸湿气，溷圊[3]厕桶气，病人秽恶气，新丧殗秽气，以上务宜谨慎遵守，毋稍懈忽。倘自不经心，致令触犯，咎难他诿也。仍宜谨伺房门，勿令生人及僧尼、孝服人辄入。宜将此刷印，人给一张，俾各自慎。

辟秽香方

苍术　大黄减半

上二味，共为细末，红枣煮汤，连肉和成条晒干，宜豫制给人。

① 性：底本作“惟”，今据文意校勘。

② 慎：底本作“性”，今据文意校勘。

③ 溷圊（hùn qīng 俒青）：厕所。

凡房屋宽深者，自宜听其在家，谨慎将护。倘室庐狭隘或不足以蔽风雨者，果能筹屋以备暂居，则更妙矣。并宜随时酌借帐被。

每一小儿，宜洁红兴布扎头一条、红稀布小褂一件，取其新洁而又和软也。若极贫之儿，于冬令严寒之时，则当改给絮袄矣，此宜随时斟酌。在于发热之与之，以杜冒滥。既见点后，给灯油鱼馒钱三百六十文。倘不守禁忌，将护失宜，致生他症。设有不测者，亦宜量给小费。此虽万中之一，然不得不豫为之筹也。

一岁之内，四时宜否，要在活人，非富贵之家，自种可比。但于五六七月间，借以深邃房屋，少少种之，以为接苗之计。其余各月，不妨随到随种，多多益善也。下苗日期，宜避破闭及四立[①]、二分[②]、二至[③]之前一日；并年命、刑冲、破害，及岁煞、灾煞、劫煞、天克、地冲、比冲之日。

凡验看小儿，以耳后筋纹为主。红而纹少者为上，纹多而色不紫赤者次之。若纹多而色兼青紫，此虽不可与种，然听其自出，则更难矣。宜赠以稀痘药，数服后，令

① 四立：即立春、立夏、立秋、立冬。

② 二分：即春分、秋分。

③ 二至：即夏至、冬至。

其再诣师验看。若转为红色，则又宜亟为之种矣。此外如病后，或现有病，或未及周岁，皆当缓种。必俟其气血和平，始与之种。除此以往，无不可种之儿也。稀痘药方附后。

消毒救苦汤

羌活　防风　连翘　生地　酒黄柏　升麻　麻黄根各五分　**川芎　藁本　柴胡　葛根　生黄芩**[①]　**酒黄芩　苍术**各二分　**细辛　生甘草　白术　陈皮　红花　苏木**各一分　**当归身　黄连**各三分　**吴茱萸**半分

共为粗末，周岁之儿，每用三钱；两三岁者，用五钱，于四立前一日，东流水煎，调制朱砂服。

制朱砂法

用当归、川芎、升麻、甘草（各六两），东流水六大碗，新砂锅桑柴文火煎减半，倾出，滤去渣；用好朱砂四两，绢包线扎，悬胎离砂锅底寸许，挂定，将前所滤之汤，陆续入于锅内，桑柴火缓煮；俟汤将干，取起研极细末，一岁一分。

下苗后，必以七日，五脏传遍而后发热为则。然亦有六日而即热者，亦有九日、十一日而始热者，此其常也。

① 芩：底本作“苓”，今据文意校勘。

若发热于五日以前，此际苗气尚未传遍，热何由作？必因将护不慎，致犯外感内伤，或已染时行之气，而欲出天花也，与种痘无涉。种师宜豫申明其说焉。若逾十一日不热，宜更为补种。

附方

柴葛桂枝汤 主表散痘热。

柴胡 干葛 桂枝 防风 白芍 甘草 人参

水一盏，加生姜三片，煎七分，温服。表虚加黄芪。

温中益气汤 气血双补，疏通隧道，并达四肢。

人参 白术炒，各五分 **生黄芪**八分 **归身 白茯苓**各六分 **甘草**炙 **川芎**各四分 **白芷 防风**各四分 **木香 官桂**去粗皮，各二分 **山楂肉**六分

生姜一片，枣一枚（去核），水一大盅，煎四分，温服。

参芪内托[1]散 痘虚发痒，或不化脓，或为倒靥。

人参 黄芪蜜炙 **当归 川芎 厚朴**姜制 **防风 桔梗**炒 **白芷 紫草 官桂**去粗皮 **木香 甘草**各等分

糯米一撮，水煎。色淡白者，去防风、紫草、白芷，宜多加糯米；一方有芍药。

① 托：底本作“散”，今据文意校勘。

十宣散　调气补血，内托疮毒，五日后必用之方也；亦治痈疽。

人参　**黄芪**　**当归**各二钱　**川芎**　**防风**　**桔梗**　**白芷**　**炙草**　**厚朴**各一钱　**桂心**三分

上为细末，每服一钱或二钱，木香汤调下。

实表解毒汤

人参　**黄芪**　**当归**　**生地**　**甘草**　**白芍**　**柴胡**　**升麻**　**片芩**酒炒　**元参**　**地骨皮**

上入薄荷叶少许、淡竹叶十片，水煎。

保元汤　治痘疮[1]气虚塌陷者。

人参二三钱　**甘草**炙，一钱　**肉桂**五七分　**黄芪**二三钱，灌脓时，酒炒；回浆时，蜜炙

水一盅半，加糯米一撮，煎服。此药煎熟，加人乳、好酒各半盏，和服更妙，酌宜用之。头额不起，加川芎三五分；面上，加升麻三四分；胸腹，加桔梗三四分；腰膝，加牛膝四分；四肢不起，加桂枝二三分。呕恶，加丁香三四分；元气虚寒，加大附子制，七八分或一钱。

养卫化毒汤

人参　**黄芪**炙　**桂枝**　**甘草**　**当归**

上水煎服。

① 疮：底本作“虚”，据文意改为疮。

人参败毒散 治时疫斑疹。

人参 茯苓 枳壳 甘草 川芎 羌活 独活 前胡 柴胡 桔梗各等分

水一盅半，姜三片，煎服。

升麻葛根汤 解发痘毒。

升麻 葛根 白芍 甘草各等分

水一盅，煎七分，温服。

搜毒煎 解痘疹热毒炽盛，紫黑干枯，烦热便结，纯阳等症。

紫草 地骨皮 牛蒡子研 **黄芩 木通 连翘 蝉蜕 芍药**各等分

水一盅半，煎服。表热者，加柴胡。

四味消毒饮 治痘疮热盛，毒气壅遏，无问前后皆可服。

人参 甘草炙 **黄连 牛蒡子**各等分

上为粗末，每服一钱，加姜一片，水一盏，煎四分，去滓，温服，不拘时。

鼠粘子汤 治痘稠身热毒盛，服此以防青干黑陷，并治斑疹稠密。

牛蒡子炒，研 **归身 黄芪 甘草**炙 **柴胡 黄芩**酒炒 **连翘 地骨皮**

水煎服，热退则止。

芎归汤 养营起痘。

当归 **川芎**减半

上为细末，每服一钱，红花汤调服。

六物煎 治痘疹血气不充，随症加减用之，神效不可尽述。

甘草炙 **当归** **熟地**或用生地 **川芎**三四分，不宜多 **白芍**俱随宜加减 **人参**或有或无，随虚实用之，气不虚者不必用

水煎服。

如发热不解，或痘未出之先，宜加柴胡以疏表，或加防风佐之。如见点后，痘不起发，或起而不灌，或灌而浆薄，均宜单用此汤；或加糯米、人乳、好酒、肉桂，以助营气。如气虚痒塌不起，加穿山甲炒用。如红紫血热不起，宜加紫草或犀角。如脾气稍滞，宜加陈皮、山楂。如胃气虚寒多呕者，加干姜（炒用）或加丁香。如腹痛兼滞者，加木香、陈皮；表虚气陷不起或多汗者，加黄芪；气血俱虚，未起未灌而先痒者，加肉桂、白芷。如元气大虚，寒战咬牙，泄泻，宜去芍药，加黄芪、大附子、干姜、肉桂。

羌活散郁汤 治实热壅盛郁遏，不得达表，气粗喘满，腹胀烦躁，狂言谵语，睡卧不宁，大小便秘，毛竖

面浮，眼张若怒，并有神效；并为风寒外搏，出不快者同治。

防风　羌活　白芷　荆芥　桔梗　地骨皮　川芎　连翘　甘草　紫草　大腹皮　鼠粘子

上为粗末，水一盅，灯心十四根，煎六分，温服。

凉血养营煎　治痘疮血虚血热，地红热渴，或色燥不起，及便结尿赤。凡阳盛阴虚等症，悉宜用此。

生地　当归　生甘草　白芍　地骨皮　紫草　黄芩　红花

水一盅半，煎服，量儿大小加减用之。渴，加天花粉；肌热无汗，加柴胡；热毒盛者，加牛蒡子、木通、连翘之属；血热毒不透者，加犀角。

犀角散　治痘疮痈毒时毒，热盛烦躁多渴，小便赤涩或赤斑。

犀角镑　**甘草**炙，各五分　**防风　黄芩**各一钱

上为粗末，每服一钱，水一小盏，煎五分，温服无时。

紫草快斑汤　治痘疹血热不足，或血热不能起发灌脓，色不红活。

紫草　人参　白术炒　**当归　川芎　白芍　茯苓　甘草　木通**等分

上加糯米，每服三五钱，水煎。

参姜饮 治脾肺胃气虚寒，呕吐咳嗽气短，小儿吐乳等症。

人参三五钱或倍之 **甘草**炙，三五分 **干姜**炮，五分或一二钱；或用煨生姜三五片

水一盅半，煎七八分，徐徐服之。

当归丸 治便坚三五日不通，里气实而禀赋强者。

当归五钱 **紫草**三钱 **黄连**炒，一钱五分 **甘草**炙，一钱 **大黄**二钱五分

上以当归、紫草熬成膏，下三味研为细末，以膏和为丸，如胡椒大，三岁以下儿服十丸，七八岁儿二十丸，食前清米饮下，渐加之，以和为度。

退火丹 治痘中狂妄神方。

滑石 **朱砂**飞，各一钱 **冰片**三厘

共为细末，冷水调一分服，得睡少时，神安气宁，痘转红活矣。

九味异功煎 治痘疮寒战咬牙，倒陷呕吐，泄泻腹痛，虚寒等症。用代陈氏十二味异功散等方。

人参二三钱 **黄芪**炙，一二钱 **附子**制，一二钱 **熟地**二三钱 **甘草**炙，七分或一钱 **当归**二三钱 **肉桂**一钱 **干姜**炮，一二钱 **丁香**三五分或一钱

上量儿大小加减，用水一盅半，煎七分，徐徐与服。泄泻腹痛，可再加肉豆蔻面炒，一钱或白术一二钱。

十二味异功散 治元气虚寒，痘疮色白，寒战咬牙，泄泻喘嗽等症。

人参 丁香 木香 肉豆蔻 陈皮 厚朴各二钱五分 **白术**炒 **茯苓 官桂**去粗皮，各二钱 **当归**三钱五分 **半夏**制 **附子**制，各一钱五分

上为粗末，每服二三钱，姜、枣，水煎，去渣服。

木香散 治痘疮虚寒多滞者。

木香 丁香 大腹皮 人参 桂心 甘草炙 **半夏**制 **诃黎勒 赤茯苓 青皮 前胡**各等分

上为粗末，每服二三钱，姜水煎，去渣服。薛立斋先生曰：前方治痘疮已出未愈之间，其疮不光泽，不起发，不红活，五七日内，泄泻作渴；或肚腹作胀，气促作喘；或身虽热而腹胀，足指冷；或惊悸；或汗出；或寒战咬牙；或欲靥不靥，疮不结痂；或靥后腹胀，泄泻作渴。此皆脾胃虚寒，津液衰少，急用此药治之。若误认为实热，用寒冷之剂，及饮蜜水、生冷瓜果之类，必不救。张景岳先生云：以上二方，温性有余，补性不足，用治寒症则可，用治虚症则不及也。

黄芪建中汤 治诸虚羸瘠百病。

甘草炙　**桂枝**　**生姜**等分　**白芍**倍用　**大枣**　**胶饴**即麦芽糖　**黄芪**炙

上水煎减半，去渣，入胶饴，更上微火消解，温服。

元参地黄汤　治痘疹衄血。

元参　**生地黄**　**丹皮**　**栀子仁**　**甘草**　**升麻**各五分　**白芍**一钱　**蒲黄**炒，五分

水一盅，煎七分，温服。本方宜减去升麻，恶其上升也；加陈墨汁和服，黑色象水，能制火也。

大分清饮　治积热闭结，小水不利，或尿血蓄血，腹痛淋闭等症。

茯苓　**泽泻**　**木通**　**猪苓**　**栀子**　**枳壳**　**车前子**

水一盅半，煎八分，食远温服。如内热甚者，加黄芩、黄柏、龙胆草之属；如大便坚硬胀满者，加大黄。

调元汤

人参　**黄芪**炙　**甘草**炙

上水煎服。

按：此即保元汤无肉桂者，名为调元汤，即东垣先生之黄芪汤也。东垣用为小儿治惊之剂；魏桂严用以治痘多效，因美之，名调元汤也。盖小儿元气未充，最易伤残，用此保全，诚幼科王道之妙方。但能因此扩充，则凡气分血分、虚陷虚寒等症，皆可随症增减，无不可奏神效也。

葛根解毒汤 治痘毒止渴良方。

葛根 **升麻**减半 **生地** **麦冬** **天花粉**等分 **甘草**减半

上取糯米泔水一盏，煎七分，入茅根自然汁一合服之。

黄芩汤 治太阳与少阳合病自下利。

黄芩 **甘草**炙 **白芍** **大枣**

上水煎温服。

若呕者，加半夏、生姜。

按：此方系治泄泻，第此症不多，不可以此方误治虚寒泄泻也，宜详前热论。

甘桔汤 治一切风热上壅，咽喉肿痛。

甘草二钱 **桔梗**一钱

水煎，食后服。喉中有痘，初见点时痛甚者，加牛蒡子。

人参麦门冬散 治痘疮微渴。

麦门冬一钱 **人参** **甘草**炙 **白术**炒 **陈皮** **厚朴**姜制，各五分

水煎温服，量儿增减。薛氏曰：此方治痘疮热毒气虚宜用之；若因气虚作渴，宜人参白术散。

双解散 治痘疹表里俱实者。

防风　**川芎**　**当归**　**连翘**　**白芍**　**薄荷**　**大黄**各五分　**石膏**　**桔梗**　**黄芩**各八分　**荆芥穗**　**白术**炒　**桂枝**各二分　**滑石**二钱四分　**甘草**二钱

水二盅，加生姜三片，煎一盅，温服无时。

六气煎（方见辨惊风之误论）

十全大补汤（方见辨惊风之误论）

柴归饮（方见辨惊风之误论）

四物汤（方见虚论）

六味地黄汤（即地黄丸作煎剂，方见热论①）

六君子汤（方见寒论）

五君子汤（方见寒论）

理中汤（方见寒论）

五味异功散（方见热论）

四君子汤（方见热论）

人参理中汤（即理中汤人参分量加重用，方见寒论）

四顺清凉饮（方见里论）

柴胡饮子（方见实论）

辰砂六一散（方见辨惊风之误论）

导赤散（方见实论）

胃关煎（方见寒论）

① 方见热论：底本作“方见热热论剂方见”，今据文意校勘。

犀角地黄汤（方见辨惊风之误论）

卷之十二：治疹论第十二

疹，天行时毒之气也，亦禀受胎毒之气也。出于痘前者，名“奶疹子”；出于痘后者，名“正疹子”。要亦生人必不能免之数也。初发热时，咳嗽喷嚏，鼻流清涕，面浮腮赤，两目胞肿，眼泪汪汪，有如醉状，或呕恶，或泄利，或手掐眉目鼻面，是即出疹之候也。然必发热五七日，或多至十一二日，始见疹子者，宜徐徐升托表邪；俾疹毒出尽，则儿无事矣。切忌妄汗、妄下。若妄汗，则增其热，为鼻衄，为咳血，为口疮咽痛，为目赤痛，为烦躁，为大小便不通；妄下，则虚其里，为滑泄，为下痢赤白，为隐伏，为喘逆，多至不救。慎之！慎之！

主治之法：轻者，宜升麻葛根汤、透邪煎、柴归饮之类主之；重者，宜金沸草散主之；兼泄利者，合升麻葛根汤去葛根，加白芷主之。若发热至六七日，明是疹子，却不见出，此皮肤坚厚，腠理闭密[①]；又或为风寒外袭，或曾有吐利，乃伏也，宜急用麻黄汤、调柽叶散发之，外用胡

① 密：底本作“蜜”，今据文意校勘。

荽酒，麻蘸戛之。如一向未更衣者，此毒甚于里也，以七物升麻丸解之。

若咳嗽不止，上气喘急，面浮目胞肿者，宜甘桔汤、消毒散、泻白散三方合用；若更兼热盛烦渴，加石膏、知母、黄芩、天花粉之类主之；若自汗出或鼻衄者，不须止之，但不可太过；如汗太多，人参白虎汤或黄连汤之类主之；若衄太多，元参地黄汤或茅花汤之类主之；若吐甚者，黄芩汤加茅根、芦根、枇杷叶主之；若利甚者，黄芩汤、吞香连丸主之；若咽候肿痛者，甘桔汤加元参、牛蒡、连翘，或射干鼠粘子汤之类主之。

既见疹后，色贵通红，必以三日周身普遍而渐没者为轻。若色淡白者，此心血不足也，养血化斑汤主之；若色太殷红或微紫者，此血分有热也，大青汤主之。疹收之后，清涕复来，始为正候。若疹既收后，身有微热，不须施治。若身热太甚或日久不减者，柴胡麦门冬散主之。若发枯毛竖，肉消骨立，渐见羸瘦者，柴胡四物汤主之。若疹后发热不除，忽作搐者，导赤散加人参、麦门冬，兼安神丸主之。若疹后咳嗽者，泻白散合消毒散主之。若咳甚气喘，甚至饮食汤水俱呛出者，门冬清肺汤加枇杷叶；见血，加茅根汁、阿胶珠主之。若疹后下痢赤白，里急后重，日夜无度者，黄芩汤兼香连丸主之；虚者，加人参；

滑者，加椿根白皮，俱于丸药内加之。

大抵疹属阳邪，用药最宜养阴。然亦有属虚寒者，但当合色脉形证以治之，始无贻误。若果热甚气粗，渴而饮冷，便秘尿涩，脉象洪数有力，悉宜按上法治之。若神气怠惰，渴而饮汤，二便调和，脉象虚数，即宜用归、芍养阴，略加表托之品。矧泻痢气喘，尤多虚症乎，断不可泥为疹毒，而不敢用补剂也。慎之！慎之！

附方

透邪煎 凡麻疹初热未出之时，惟恐误药，故云：未出之先，不宜用药。然解利得宜，则毒必易散，而势自轻减，欲求妥当，当先用此方为主。

当归二三钱 白芍酒炒，一二钱 防风七八分 荆芥一钱 甘草炙，七分 升麻三分

水一盅半，煎服。如热甚，脉洪滑者，加柴胡一钱；此外凡有杂症，俱可随宜加减。

加味金沸草散

旋覆花去梗 麻黄去节，水煮去沫，晒干 前胡去芦，各七钱 荆芥穗一两 甘草炙 半夏汤泡七次，姜汁拌炒 赤芍各五钱 鼠粘子炒 浮萍各七钱

上为末，每服三钱，生姜二片、薄荷叶三五片，煎。

麻黄汤

麻黄去根、节，水煮去沫，晒干　**升麻**　**牛蒡子**炒　**蝉蜕**洗净，去翅、足　**甘草**各一钱

上加腊茶叶一钱，为细末，每服二三钱，水一盏，煎七分，去渣服。烦渴，加石膏末四钱。

柽叶散

柽，亦名“西河柳”，亦名“垂丝柳”。青茂时，采叶晒干，为末，每服一二钱，茅根煎汤调下。

胡荽酒　辟秽气，使痘疹出快。

胡荽一把　**好酒**二盏

上煎一两沸，令乳母为含一两口，喷儿遍身，或喷头面。房中须烧胡荽香，以辟除秽气，能使痘疹出快。煎过胡荽悬房上，更妙。按：此酒惟未出之前及初报之时宜用之。若起胀之后，则宜避酒气；亦忌发散，皆不可用也。

七物升麻丸

升麻　**犀角**　**黄芩**　**朴硝**　**栀子仁**　**大黄**各二两　**淡豉**二升，微炒

上共为末，蜜丸如黍米大。儿觉四肢大热，大便秘，少服十余粒，取微利为止。

消毒散　治痘疮六七日间，身壮热，不大便，其脉紧盛者，用此药微利之。

荆芥穗　甘草炙，各一两　牛蒡子四两，杵，炒

上共为粗散，每用二三钱，水一盏，煎七分服。

人参白虎汤

人参　甘草各一钱　知母三钱　石膏五钱　粳米一合

上量儿大小，水煎，待米熟，去渣，温服。

黄连汤

黄连　麦冬去心　当归　黄柏　黄芩　生地　黄芪

上分量随宜，水煎，去渣，调败蒲扇灰服之。

茅花汤

茅花　真郁金　生地黄　栀子仁　黄芩

上水煎，调百草霜服。

香连丸　治热泻痢疾，赤白脓血，湿热侵脾，里急后重。

黄连净，十两，切如豆大　吴茱萸净，五两

上二味，用热水拌和一处，入瓷罐内，置热汤中，顿一日，取起同炒，至黄连紫黄色为度，去茱萸不用；每制净黄连一两，加木香二钱五分，共为细末，醋糊丸（桐子大），每服一二十粒，量大小增减，空心米饮下。

射干鼠粘子汤　治痘疹后痈疽疮毒。

鼠粘子二钱　升麻　甘草　射干各五分

上剉散，水一盏，煎六分，量大小服，忌鱼腥葱蒜。

养血化斑汤

当归　生地黄　红花　蝉蜕　人参各等分

上剉细，水一盏，生姜一片，煎六分，去渣，温服无时。

大青汤

大青　元参　生地黄　石膏　知母　木通　甘草　地骨皮　荆芥穗各等分

上剉细，水一盏，淡竹叶十二片，煎七分，去渣，量大小温服。

柴胡麦门冬散

柴胡五分　龙胆草三分　麦门冬八分　甘草二分　人参　元参各五分

上剉细，水煎服。

柴胡四物汤

柴胡　人参　当归身　黄芩　川芎　生地黄　白芍　地骨皮　知母[①]　麦门冬　淡竹叶

上剉细，水一盏，煎七分，去渣，量大小温服。

安神丸

黄连　当归身　麦门冬　白茯神　甘草各五钱　朱砂一两　龙脑二分半

① 知母：底本作“母知”，今据文意校勘。

上为极细末，汤浸蒸饼，和豮猪[1]心血捣匀，丸和黍米大，每服十丸，灯心汤下。

门冬清肺汤

天门冬去心　**麦门冬**去心　**知母**　**贝母**　**桔梗**　**款冬花**　**甘草**　**牛蒡子**　**杏仁**去皮、尖，研　**马兜铃**　**桑白皮**　**地骨皮**各等分

上剉细，水一盏，煎七分，去渣，量大小食后温服。

升麻葛根汤（方见痘论）

柴归饮（方见辨惊风之误论）

甘桔汤（方见痘论）

泻白散（方见热论）

元参地黄汤（方见痘论）

黄芩汤（方见痘论）

导赤散（方见实论）

① 豮（fén 汾）猪：公猪。

引用方目

一、下见表论

易简参苏饮

惺惺散

二、下见里论

调胃承气汤

四顺清凉饮

三、下见寒论

五君子煎

理中汤

益黄散又名补脾散

六君子汤

附子理阴煎

六味回阳饮

胃关煎

冲和饮

当归散

匀气散

四、下见热论

五、下见虚论

八珍汤

当归补血汤

补中益气汤

加味四物汤

六神散

六、下见实论

羌活冲和汤

四柴胡饮

五柴胡饮

柴胡饮子

消乳丸

香橘饼

大安丸

泻青丸

抑肝散

导赤散

七、下见辨惊风之误论

独参汤

茯神汤

辰砂抱龙丸

东垣黄芪汤

金液丹

大青膏

人参羌活散

钩藤饮

消食丸

柴芍参苓散

柴归饮

辰砂六一散

犀角地黄汤

七福饮

养心汤

六气煎

三柴胡饮

参附汤

参归汤一名团参散，一名人参汤

人参建中汤

丹溪人参竹沥之法

五福饮

大营煎

大补元煎

八、下见治痘论

四味消毒饮

鼠粘子汤

芎归汤

六物煎

羌活散郁汤

凉血养营煎

犀角散

紫草快斑汤

参姜饮

当归丸

退火丹

九味异功煎

十二味异功散

木香散

黄芪建中汤

元参地黄汤

大分清饮

调元汤

葛根解毒汤

黄芩汤

甘桔汤

人参麦门冬散

双解散

九、下见治疹论

透邪煎

加味金沸草散

麻黄汤

柽叶散

胡荽酒

七物升麻丸

消毒散

人参白虎汤

黄连汤

茅花汤

香连丸

射干鼠粘子汤

养血化斑汤

大青汤

柴胡麦门冬散

柴胡四物汤

安神丸

门冬清肺汤

主要参考文献

[1] 清·芝屿樵客.儿科醒（影印本）[M].北京：中国书店，1987.

[2] 李云.中医人名大辞典[M].北京：中国中医药出版社，2016.

[3] 何时希.中国历代医家传录（上卷）[M].北京：人民卫生出版社，1991.

[4] 王洪图.中医药学高级丛书：内经[M].2版.北京：人民卫生出版社，2020.

[5] 明·薛铠，薛己.保婴撮要[M].李奕祺，校注.北京：中国中医药出版社，2016.

[6] 汉·张仲景.白云阁本伤寒杂病论[M].卜俊成，张景祖，校注.北京：学苑出版社，2022.

[7] 汉·张仲景.金匮要略[M].何任，何若平，整理.北京：人民卫生出版社，2005.

[8] 清·张璐.张氏医通[M].王兴华，张民庆，刘华东，等，整理.北京：人民卫生出版社，2007.

[9] 清·田绵淮.援生四书校注[M].卜俊成，张景祖，李宁，

校注.郑州：河南科学技术出版社，2021.
[10] 王卫平.清代江南地区慈善事业系谱研究[M].北京：中国社会科学出版社，2017.

校注者简介

卜俊成，男，河南鄢陵人，主任记者，中国诗歌学会会员、河南省作家协会会员、河南诗词学会会员、河南省青年新闻工作者协会副秘书长，毕业于河南中医药大学，致力于中医医史文献和中医药文化的研究与传播，著及合著出版有《中原杏林咏》《〈援生四书〉校注》《〈白云阁本伤寒杂病论〉校注》《〈妇科辨解备要〉校注》《〈经方实验录（全本）〉校注》《〈经方例释〉校注》《〈传信尤易方〉校注》《〈医学指南〉校注》《〈女科切要〉校注》；另担任《地方志医药文献辑校·河南医著诗赋碑记疫病卷》、“中医药非物质文化遗产抢救出版丛书”副主编；新闻作品获河南新闻奖一等奖3项，二等奖1项，三等奖2项，入选2017年、2020年、2021年《中国出版年鉴》和2020年《中国新闻年鉴》；已在国家级核心期刊等发表学术论文18篇；诗文入选《2018年河南文学作品选·诗歌卷》《2021年河南文学作品选·诗歌卷》等多个选本，散见于《大河诗歌》《大观》《诗龙门》《广东文学》《牡丹》《参花》《快乐阅读》《中州诗词》《诗词月刊》《诗词世界》《诗词家》等近百家报刊。